마음의 병에 걸린 사람과
그 가족이 맨 처음 읽는 책

KB188896

마음의 병에
걸린 사람과
그 가족이
맨 처음 읽는 책

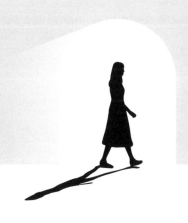

"마음의 병은
살아 있다는 증거입니다"

"살아 있는 것만으로도 인생은 성공적입니다."
저는 환자들을 만나면 처음에 이렇게 말을 겁니다.
그리고 위로의 말을 계속합니다.
"지금까지의 삶이 험난한 여정이었을 거라고 생각되는데, 정말
잘 견디며 살아오셨네요."

환자들에게 왜 이런 말을 하는 걸까요?
그것은 저의 치료가 환자의 모든 삶을 받아들이고 긍정하는 것
에서부터 시작되기 때문입니다. 환자 역시 자신의 지난 삶을 그대
로 받아들여 주셨으면 좋겠습니다.

환자들은 마음의 병을 가진 채 괴로움 속에서 힘겹게 살고 있습니다. 컨디션도 좋지 않고, 잠도 잘 못 자며, 식욕도 없는 데다가 몸 상태나 가족 관계도 엉망이며, 일도 잘 안 풀립니다.

"죽는 게 무서워서 그냥 살아 있을 뿐이죠. 사실은 죽고 싶습니다."
"꿈이나 희망을 이루지 못하면 살아가는 의미가 없습니다."
"나는 존재할 가치가 없습니다."

환자들이 하는 말은 무척 비관적입니다. 부정적인 마음에 지배당해 금방이라도 무너질 것처럼 위태로운 상태입니다.

하지만 클리닉을 찾는 환자들이 긍정적인 마음을 완전히 잃어버린 것은 아닙니다. 어떻게든 현재의 상황을 극복하고 싶은 생각이 있기 때문에 클리닉의 문을 열고 마음의 병에서 회복되기를 바라는 것입니다. 이 책을 손에 들고 있는 여러분도 분명 같은 마음일 것입니다.

저의 역할은 환자가 원래 지니고 있는 긍정적인 마음을 일깨워 마음의 짐을 덜어주고, 앞으로의 삶을 보다 편안하고 평탄한 길로 바꿔 나갈 수 있도록 돕는 것이라고 생각합니다.

애초에 인간의 가장 큰 목표는 '사는 것'입니다.

천 년 전 사람들이 요즘 사람들을 본다면 어떤 생각이 들까요? 아마 꿈 같은 세상이라고 느낄 겁니다.

슈퍼마켓에는 온갖 종류의 식재료가 가득하고, 집에는 냉난방 시설이 잘 갖춰져 있습니다. 몸이 아파도 치료를 받을 수 있습니다. 그런데도 현대 사회는 너무나 복잡해서 마음 편히 지내기 어렵고 진심으로 '행복하다'고 느끼는 사람은 많지 않습니다.

천 년 전 사람들은 그날 하루를 살아내는 것만으로도 벅차서 꿈이나 희망을 생각할 여유가 없었을 겁니다. 그렇다고 그들이 불행했다고 단정 지을 수는 없습니다.

인간은 원래 적당히 운동하고, 세 끼 잘 챙겨 먹고, 충분히 잠을 자며 지내는 것만으로도 행복을 느낄 수 있게 만들어진 존재입니다. 그런데 지금은 살기가 편해진 만큼 단순히 '사는 것'에 만족하지 못하고, 사람들은 더 큰 꿈과 희망을 좇습니다.

때로는 마음의 병으로 인해 그런 꿈과 희망을 잠시 잃기도 합니다. 하지만 그게 인생의 끝은 아닙니다. 마음의 병을 계기로 타인에 대한 배려와 따뜻함에 눈뜨는 사람도 있고, 새로운 목표를 찾는 사람도 있습니다.

마음의 병이라고 하면 부정적인 이미지가 먼저 떠오르기 쉽습니다. 하지만 30년 넘게 정신과 의사로 1만 명 이상의 사람들을 만나본 경험으로 말씀드리면, 마음의 병을 통해 오히려 삶이 더 풍요로워진 사람들도 많습니다.

마음의 병을 겪더라도 살아 있다면 일상 속에서 분명 즐거움과 기쁨을 발견할 수 있습니다. 그러다 보면 언젠가 다시 무언가를 이루고 싶어지고, 삶의 보람을 느끼게 될 날이 옵니다. 그것이 바로 인간의 본능입니다.

살다 보면 행복은 저절로 따라오기 마련입니다.

현대 사회를 사는 사람들에게 마음의 병은 특별한 병이 아닙니다. 우울증뿐 아니라 2대 정신병이라고 일컬어지는 조울증(양극성 장애)이나 통합 실조증에 걸릴 가능성은 누구에게나 있습니다.

현대 사회에는 삶을 위협하는 것들이 많기 때문입니다. 이것을 우리는 스트레스라고 부릅니다.

우리는 다양한 스트레스에 시달리며 살고 있습니다.

회사나 학교, 지역 사회 같은 집단 사회에서 받는 스트레스, 부모나 형제 등 가족으로부터 받는 스트레스, 스스로의 행동에서 오는 스트레스, 그리고 마음의 병을 비롯한 질병 때문에 나타나는 증상도 스트레스가 됩니다.

스트레스에 노출되면 불안감이 생깁니다. 열등감, 우월감, 질투심 등 여러 가지 불안이 쌓여갑니다. 그런 불안이 더 이상 제어할 수 없을 정도로 커지면 마음의 병 증상이 나타나게 됩니다.

뿐만 아니라 이 세상은 우리들의 마음을 자극하는 정보가 넘쳐나고 있습니다.

비교하다 보면 자기가 갖지 못한 것, 남보다 뒤떨어지는 것만 부각됩니다. 그러다 보면 자신의 인생, 자신의 존재가 평범하게 보이게 되고, 때로는 비참하게 느껴지기도 합니다. 그것 역시 자신을 괴롭히는 스트레스가 됩니다.

스트레스에 노출되어 살아가면서도 우리는 어떻게든 순응하려고 합니다. 회사에서는 회사에 맞춰 살아가고, 가족과 함께 있으면 가족에 맞춰 살아갑니다. 이렇게 순응하면서 문제 없이 살아가는 사람은 현대 사회에서 마음의 병을 겪지 않는 사람들입니다.

하지만 모든 것에 순응할 수 있는 것은 아닙니다. 어떤 순간, 요구받은 대로 대응하려 해도 그렇게 되지 않는 경우가 있습니다. 예를 들어, 직장에서의 성취도가 떨어지고 평가도 낮아지면 점점 마음이 약해집니다.

그렇게 되면 자신감을 잃게 됩니다. 스스로에게 부정적이 되고, 회사가 자기를 싫어하는 건 아닐까 하는 생각이 들기도 합니다.

순응하려고 노력하면 할수록 일이 즐겁지 않게 되고, 결국 미래에 대해 비관적인 생각을 하게 됩니다.

마음의 병은 진지하게 살아가려고 하기 때문에 생기는 병이라고 할 수 있습니다.

그래서 저는 환자들에게 꼭 이렇게 말을 해주고 있습니다.

"마음의 병은 살아 있다는 증거입니다."

마음의 병은 누구나 걸릴 가능성이 있는 것이고, 비극도 아무것도 아니며, 앞으로의 인생에 터닝 포인트가 될 수도 있다는 것을 잊지 않으셨으면 좋겠습니다.

히로오카 기요노부

스스로 이런 증상을 느낀다면…

아래 ①~⑤와 같은 증상이 생겨 2주일이 지나도 변화가 없다는 느낌이 든다면 일단 정신과 클리닉 상담을 받아보는 것이 좋다.

① 말이 많아지거나, 비관적이 되거나, 사람과의 접촉이 괴로워지는 등 마음에 뭔가 이상이 생기고 있다.

② 짜증이 나거나 과음 · 과도한 쇼핑에 빠지거나, 우울해지거나 하는 등 행동에 뭔가 이상이 생기고 있다.

③ 잠을 잘 못 자거나, 속이 안 좋거나, 몸이 나른하거나, 두통이 계속되는 등 수면 장애나 식욕 장애가 있다.

④ 심한 불안감에 겁을 먹기도 하고, 비정상적으로 강하게 나갈 때도 있는 등 정서 불안이 극심하다.

⑤ 회사나 학교에 가지 못하고 일이 전혀 손에 잡히지 않는 등 일상생활, 가정생활, 사회생활에 지장이 나타나고 있다.

가족이 이런 증상을 보인다면…

가족이나 소중한 사람이 아래 ①~⑥과 같은 증상을 보이면서 2주 정도 지속된다면 정신과 클리닉 상담을 받아보도록 권한다.

1 화를 내거나 짜증을 잘 낸다.

2 우울해하며 회사나 학교에 가고 싶어 하지 않는다.

3 가족과의 대화가 없이 방에 틀어박혀 있다.

4 가족과 충돌하거나 가족에게 불만을 늘어놓는다.

5 말이 많아지거나, 소란을 피우는 등 이상 행동이 두드러진다.

6 술을 많이 마신다거나, 이상한 물건을 사들이는 등 뭔가에 의존하는 경향이 있다.

목차

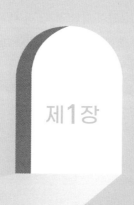

제1장

마음의 병을 만드는 불안감,
불안을 억제하는 평상심

긍정적 감정과 부정적 감정의 갈등이
마음의 병을 키운다

1장에서는 왜 마음의 병을 앓게 되는지, 마음의 병이 생기는 구조에 관해 설명하고자 합니다.

현대 사회를 살아가는 사람이라면 누구나 마음의 병에 걸릴 위험성을 지니고 있습니다. 마음의 병으로 고통받는 환자들을 돕고 있는 정신과 의사인 저에게도 일어날 수 있는 일입니다.

마음의 병에는 우울증, 그리고 2대 정신병이라고 불리는 조울증과 조현병, 그리고 불안 장애라고 불리는 공황장애, 강박 장애, 해리성 장애 등이 있습니다.

이들은 나타나는 증상은 각각 다르지만 마음의 병을 일으키는 구조는 똑같습니다.

그런데 마음이란 무엇일까요?

환자들도 저에게 자주 질문합니다. 그럴 때마다 저는 '마음이란 놀라울 정도로 발달한 뇌'라고 말하곤 합니다.

뇌에는 공포나 분노, 기쁨, 슬픔, 놀람 등의 감정을 만드는 '정동중추', 호흡이나 심박, 체온, 소화, 배뇨, 배변 등 생명 활동을 조절하는 '자율신경중추' 등 우리가 살아가기 위해 필요한 모든 기능을 지원하는 시스템이 있습니다.

그러한 뇌 시스템과 마음은 밀접한 관련이 있습니다. 그것을 뒷받침하는 것이, 마음의 병에 따라 몸에 나타나는 증상입니다.

마음에 병이 생기면 잠을 못 자기도 하고 식욕이 없어지기도 하며 설사나 구토증이 나타나기도 합니다. 무척 우울해지거나 심장이 이상하게 뛰기도 합니다. 클리닉을 찾는 환자들 역시 흔히 그런 증상을 호소합니다.

우리는 이 마음을 기반으로 해서 사물이나 사건을 생각하기도 하고 느끼기도 하며 누군가와 이야기를 나누기도 합니다.

마음에는 두 종류가 있습니다. 긍정적인 감정인 '평상심'과 부정적인 감정인 '불안감'이 그것입니다. 이 두 가지 중 어느 것이 중심이 되느냐에 따라 사물이나 사건을 받아들이는 게 완전히 달라집니다.

마음의 중심에 평상심이 자리 잡고 있을 때는 모든 것을 긍정적으로 받아들이거나 긍정적인 방향으로 생각합니다. 하지만 불안감이 있을 때는 부정적으로 받아들이거나 부정적인 방향으로 생각하게 됩니다. 둘 중 어느 감정이 중심일 때 편안하게 살아갈 수 있을까요? 물론 평상심일 때입니다.

그렇다고 해서 불안감이 필요 없는 것은 아닙니다.

중심에 항상 평상심만 있다면 위기관리를 할 수 없습니다. 내면에 불안감이 있기 때문에 위험하거나 무서운 것을 알아차려서 대책을 세울 수 있습니다. 불안감은 우리가 안전하게 살아가기 위한 일종의 경보장치와도 같은 것입니다.

평상심과 불안감 중 어느 쪽이 중심이 될지를 정하는 조건 중 하나로 그 당시의 감정이나 몸의 컨디션 등을 들 수 있습니다.

마음은 정동중추나 자율신경중추와 연동되어 있기 때문에 기분이 긍정적일 때나 몸의 컨디션이 좋을 때는 마음의 중심에 평상심이 차지하게 되고, 그 반대일 때는 불안감이 차지합니다. 몸의 컨디션이 좋을 때는 상냥한데 컨디션이 나쁘면 태도가 불쾌해지는 것은 바로 그 때문입니다.

사람들은 저마다 인생의 다양한 경험을 통해서 평상심과 불안감 중 어느 한쪽이 내면에 더 커져 있습니다. 그 차이가 극단적이라면 건강한 상태는 아닙니다.

다시 말해, 불안감이 커지면 커질수록 마음의 중심에 불안감이 차지하게 되어 모든 것을 부정적으로 받아들이거나 부정적으로 생각하는 일이 많아진다는 것입니다. 그것이 병들어 있는 마음 상태입니다.

마음의 병으로부터 회복되는 힌트 역시 여기에 있습니다.

클리닉을 찾는 환자들은 '어떻게든 마음의 병을 고치고 싶다'는 강한 바람을 가지고 있고, 그 때문에 마음의 중심에 평상심이 유지되고 있습니다. 하지만 마음의 병으로 인해 평상심이 작아져 있는 상태입니다. 얼마 남지 않은 평상심을 환자 스스로 조금씩 키워 나갈 수 있도록 돕는 것이 정신과 의사의 역할이라고 생각합니다.

마음과 뇌의 관계

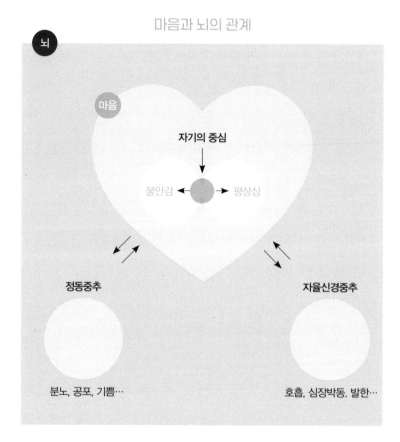

우리들의 마음에는 평상심과 불안감 두 종류가 있습니다. 감정이나 몸의 컨디션에 따라 내 중심이 둘 중 한쪽으로 치우치게 됩니다.

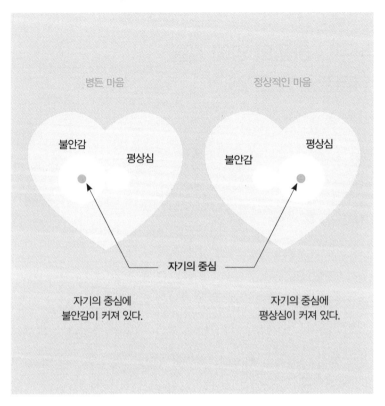

누구나 마음의 병에 걸릴
위험성을 안고 있다

마음의 병의 원인은 마음속에서 커가는 불안감입니다.

평상심이나 불안감은 다양한 경험을 통해 축적되는 기억으로 인해 형성됩니다. 즐거웠다, 기뻤다 같은 긍정적인 기억이 많아지면 평상심이 커집니다. 반면, 배신당했다, 두려웠다 같은 부정적인 기억이 많아지면 불안감이 커집니다.

그런 의미에서 마음의 병은 인간으로 태어나 살아감에 따라 발병하는 '생활인의 병'이라고도 할 수 있습니다.

불안감은 너무 커지는 것은 안 좋지만, 전혀 없어도 곤란합니다.

앞에서도 말한 것처럼 위기관리를 할 수 없게 되기 때문입니다.

그렇다면 인간은 언제부터 불안감을 갖게 된 것일까요.

그것은 지구상에 인류가 탄생했을 때부터입니다. 지구 표면에 널리 퍼져 나가며 형성된 생물계는 강한 것이 약한 것으로부터 에너지를 빼앗아 살아남는 약육강식의 부조리한 세계입니다. 그런 곳에서는 위험한 것이나 무서운 것을 인식하는 불안감이 필수적입니다.

이것을 만졌더니 뜨거웠다, 그러니 만지면 안 되겠다, 저 동물에게 물리니 아프더라, 그러니 다음번에는 도망가야겠다…. 이런 것이 바로 경험을 통해 축적된 불안감에 대한 위기관리 방법입니다. 위기를 위기로 인식하지 못하면 당장 목숨을 잃게 됩니다. 즉, 불안감이란 생존을 위협당하는 데서 생겨난 것인 셈입니다.

하지만 이때의 불안감은 마음의 병을 만들 정도는 아니었습니다. 생존 경쟁에서 살아남기 위한 정도면 되었기 때문입니다. 생존 본능만으로 살아가던 시대에는 아마도 마음의 병 같은 것은 거의 존재하지 않았을 것입니다.

물론, 그 시대에는 긍정적인 요소인 평상심도 존재했습니다. 살아남기 위해서 동료와 협력하고 다른 생물과 공생하는 것 역시 필요했기 때문이지요. 또, 태양이나 물, 음식물 같은 자연의 선물에 대한 감사의 마음은 현대인보다 훨씬 컸을 것입니다.

타인에 대한 상상력이
불안감을 증대시킨다

다른 동물과 비교해서 몸집이 작고 힘도 세지 못한 인류가 부조리한 생물계 속에서 살아남은 것은 뇌가 현저하게 진화되어 지각 영역을 넘는 사고력을 가지게 되었기 때문입니다. 그것을 우리는 '상상력'이라고 부릅니다.

상상력을 갖게 되면서 미래의 일을 생각할 수 있게 되었고, 상대를 의식하면서 생존 경쟁에서 이기기 위한 전략이 단번에 진화되었습니다.

상대의 움직임을 읽고 덫을 놓는다든지, 구할 수 있는 재료로 무기를 만든다든지, 전투 상황을 분석해서 공격하거나 방어한다든지 하면서 상상력을 구사함으로써 상대를 단지 힘으로 찍어누르기만 하면 된다고 생각하는 다른 동물들의 위협을 이겨냈던 것입니다.

인류가 진화 과정에서 획득한 이 상상력이 사실은 마음의 병을 만드는 커다란 요인이 되었습니다.

생존 경쟁에서 살아남기 위한 상상력을 동물들뿐 아니라 협력해서 같이 싸워 왔던 동료들에게도 작동시키게 되었기 때문입니다.

상상이 긍정적이면 애정이 깊어지고 연대감이 강해지며 신뢰감도 증대됩니다. 반대로 부정적이면 시기심이 생기거나 불신감이 싹트게 됩니다. 상대방에 대한 사소한 분노가 원한이나 증오로 바뀌는 일도 있습니다.

긍정적인 상상력에서 생겨난 것이 공동체를 유지하기 위해 고안된 윤리와 도덕입니다. 공동체를 보다 좋게 만들고 싶다, 강하게 만들고 싶다는 생각이 긍정적인 상상력을 작동시킨 것입니다.

생존 경쟁에서 이기기 위해 만들어진 작은 집단(공동체)은 모두 함께 지키는 윤리와 도덕이 있기 때문에 보다 강하고 커졌습니다. 작은 집단에서 큰 집단으로, 그리고 국가로 발전했습니다.

'믿는다'는 긍정적인 마음(신앙)을 근거로 하는 공동체인 종교 역시 그중 하나입니다.

반면, 부정적인 상상력에서 생겨난 것이 공동체 간의 싸움입니다. 다른 공동체가 자기네의 이익을 침해하려고 한다는 상상은 싸움의 불씨가 되기 쉽습니다.

우크라이나나 가자 지구에서 계속되는 전쟁을 보더라도 알 수 있듯이, 현대에도 여전히 세계 곳곳에서 싸움이 반복되고 있습니다.

상상력이 마음의 병을 만들게 된 것은, 상상력을 작동시킴으로써 긍정적 성분이나 부정적 성분이 모두 훨씬 강해졌기 때문입니다. 평상심과 불안감 모두 비대해지게 된 것입니다.

평상심이 비대해지는 것은 좋은 일이지만, 불안감이 비대해지면 부정적 사고가 가득하게 됩니다. 불안감이 커지면 그만큼 자기의 중심이 불안감이 될 때가 많아지기 때문입니다.

원래 상상력은 사람을 불안하게 만드는 법입니다. 상상력을 작동시켜 미래나 상대방에 대해 생각하면 할수록 모르는 것투성이임을 깨닫게 되기 때문입니다. 인간에게는 알지 못하는 것에 대

생물계의 부조리에서 생겨나는 긍정적 성분과 부정적 성분

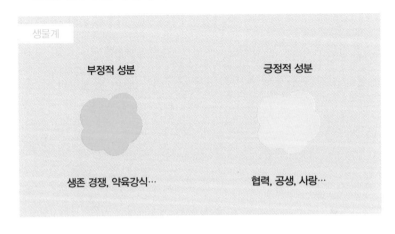

생물계

부정적 성분

긍정적 성분

생존 경쟁, 약육강식…

협력, 공생, 사랑…

상상력에 의해 확장된 긍정적 성분과 부정적 성분

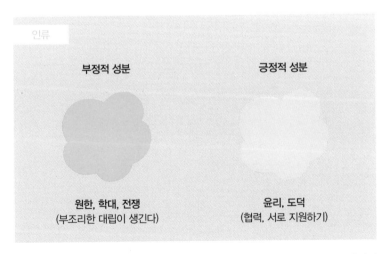

인류

부정적 성분

긍정적 성분

원한, 학대, 전쟁
(부조리한 대립이 생긴다)

윤리, 도덕
(협력, 서로 지원하기)

인간은 진화 과정에서 상상력을 발달시켰기 때문에 다른 동물들이 갖지 못한 윤리와 도덕이 생겨났다. 반면, 원한이나 투쟁 같은 부정적인 측면도 발달되었다.

해 불안과 공포를 느끼기 쉬운 면이 있습니다.

여러분 역시 알고 나서 불안감이 사라졌다거나 두렵지 않게 되었던 경험이 있을 것입니다. 우리는 사람에 대해서나 사회에 대해서나 그만큼 상상력을 발휘해서 해석하는 면이 있습니다.

자기 존재를 위협하는
4가지 스트레스 요인

다른 동물들에게 생존을 위협받는 일이 없어진 요즘 시대, 불안
감의 대부분은 주위 사람들의 말과 행동에서 생겨납니다.

나를 싫어하는 것은 아닐까, 나에게 해가 되는 행동을 취하려
는 게 아닐까 하는 망상을 품고 그로 인해 자기 존재가 위협당할
것이라는 공포를 느끼기 때문입니다.

'나는 살 가치가 없다'

'나는 거처할 곳이 없다'

'나를 필요로 하는 곳이 없다'…

이러한 불안감을 키우는 것 역시 상상력입니다. 그리고 우리 주위에는 존재 불안으로 이어지는 요소가 곳곳에 널려 있습니다. 그런 것을 총칭해서 우리는 '스트레스'라고 부릅니다.

스트레스의 뿌리가 되는 스트레스 요인은 집단 사회에서 받는 스트레스, 가족에게서 받는 스트레스, 자기의 마음 상태에서 받는 스트레스, 자기 몸 상태에서 받는 스트레스 등 4가지로 나뉩니다.

집단 사회에서 받는 스트레스란 회사나 학교, 지역 사회 등 공동체 속에서 활동할 때 받는 스트레스입니다.

현대 사회에서는 공동체가 다층화되어 있습니다. 인터넷상의 공동체까지 포함하면 작은 커뮤니티나 그룹이 무수히 많습니다. 가족 이외의 사람들과 접촉하는 장소가 회사나 학교로만 한정되는 사람은 거의 없을 것입니다.

단지 일을 하거나 공부를 하는 것도 뭔가 스트레스를 받는 것이기 때문에, 활동하는 장소가 늘어나면 그만큼 스트레스를 받을 위험성은 커지게 됩니다.

옛날에는 가족이 집단 사회에서 받는 스트레스를 치유하는 작은 공동체였습니다. 그것이 점점 커지는 공동체에서 가족의 역할이었습니다. 그러나 핵가족화가 진행되고 가족 구성원이 줄어들면서 그 힘이 약해졌습니다. 밖에서 받은 스트레스를 치유하기는

커녕 밖에서 받은 스트레스를 해소하지 못한 채 집으로 돌아감으로써 가족이 스트레스 발산 장소가 되고 그것이 다른 가족에게도 스트레스가 될 수도 있습니다.

자기 마음의 상태가 스트레스 원인이 되는 일도 있습니다.

대부분의 환자들이 마음의 병 증상이 가장 큰 스트레스라고 말합니다. 마음의 병이 불안감을 더욱 키우고 있는 것입니다.

마음의 병까지는 아니더라도, 우울하고 의욕 없는 나날이 이어진다거나, 가족에게 화풀이를 하고 있는 자기를 깨닫게 되면 스트레스가 됩니다. 기억력이나 판단력이 저하되어 성취도가 떨어지면 스스로를 용서할 수 없어집니다.

몸 상태가 나빠져도 역시 스트레스가 됩니다. 지금까지 할 수 있던 일을 할 수 없게 된다거나 시간이 더 걸리게 된다는 것이 스트레스가 됩니다. 통증이 계속되거나 몸이 축 처지는 증상이 계속된다거나 하면 기분도 처집니다.

이런 점에서 보면, 마음의 병에 걸리지 않는 게 이상할 정도로 우리 주변은 스트레스투성이입니다. 바로 그 때문에 마음의 병이 '생활인의 병'이라고 불리는 것입니다.

부정적인 기억에서 생기는
'불안의 탑'과 '마음의 병 씨앗'

불안감은 여러 가지 스트레스로 부정적인 기억이 차곡차곡 쌓이면서 커지게 됩니다. 저는 그것을 '불안의 탑'이라고 부릅니다. 탑이 하나씩 쌓이는 과정에서 마음의 병으로 이어지면서 '마음의 병 씨앗'이 생겨납니다.

마음의 병 씨앗이란 구체적으로 어떤 것일까요.

예를 들어 열등감 같은 것이 그에 해당합니다. 누군가와 비교해서 자기가 뒤떨어진다고 느끼는 경험은 누구에게나 있을 것입니다. 그것이 여러 번 반복되면서 만들어지는 것이 병의 씨앗입니다.

열등감의 씨앗이 우울증을 일으키기도 합니다.

어떤 씨앗이 생겨날지는 환경이나 체질, 경험 등에 따라 사람마다 다르며 그 차이가 증상의 차이로 나타납니다.

구조는 같더라도 어떤 사람은 우울증, 어떤 사람은 조현병, 또 어떤 사람은 공황장애로 나타납니다. 이런 식으로 마음의 병이 달라지는 것은 불안감이 만드는 씨앗의 차이에 따른 것입니다.

스트레스가 전혀 없는 사람이 없는 것처럼, 마음의 병 씨앗을 하나도 갖고 있지 않은 사람은 없습니다. 여러 가지 씨앗이 있고, 누구나 뭔가 씨앗을 갖고 있습니다. 예전에는 마음의 병이 특정한 사람에게만 나타나는 병이라며 경원시하기도 했습니다. 가족이 발병할 경우 그 사실이 알려지지 않도록 숨기는 일조차 있었습니다.

하지만 마음의 병 씨앗을 가진 우리들 누구에게나 증상이 나타날 가능성이 있습니다.

조현병의 씨앗이 되는 것은 직장이나 학교 같은 집단 사회 속에서 존재를 위협받는 경험이 거듭됨으로써 생기는 피해 의식이나 두려움입니다.

여러분은 누군가의 말과 행동 때문에 상처를 받거나, 배신을 당하거나, 좋지 않은 결과가 나와 가슴이 철렁 내려앉았던 경험이 없나요? 그런 경험이 많은 사람은 마음의 병까지는 아니더라도 불안감 속에 조현병의 씨앗이 싹트고 있는 것입니다.

가지고 있는 씨앗이 꼭 한 가지 마음의 병뿐이라고는 할 수 없습니다. 우울증, 조현병, 공황장애의 씨앗을 모두 가진 사람도 있습니다. 저의 환자 중에도 두 가지 이상의 마음의 병 증상이 나타나는 일이 흔합니다. 공황장애 환자에게 우울증 증상이 있다거나, 우울증 환자에게 공황장애 발작이 일어나기도 합니다.

왜 두 가지 이상의 마음의 병이 함께 나타나느냐 하면, 발병의 구조는 어떤 마음의 병이나 똑같기 때문입니다. 병의 씨앗을 여러 개 가지고 있는 사람은 그 씨앗 중 어느 하나가 증상으로 나타날 경우 다른 씨앗의 증상이 나타날 위험도 있습니다.

대표적인 마음의 병 씨앗에 대해서는 4장 이후에서 다시 설명하겠지만, 마음의 병의 씨앗은 많든 적든 누구에게나 있습니다. 마음의 병 때문에 고통받는 사람과 그렇지 않은 사람이 있는 것은 증상이 나타나느냐 나타나지 않느냐의 차이뿐입니다.

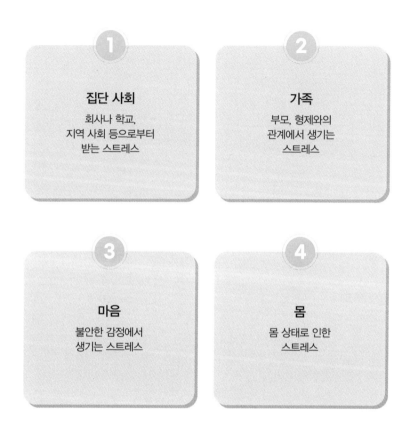

1

집단 사회

회사나 학교,
지역 사회 등으로부터
받는 스트레스

2

가족

부모, 형제와의
관계에서 생기는
스트레스

3

마음

불안한 감정에서
생기는 스트레스

4

몸

몸 상태로 인한
스트레스

우울증의 씨앗

열등감, 위축감

조증의 씨앗

욕망, 우월감, 자기 과대

공황장애의 씨앗

자율신경과
불안 감정의 흥분

강박 장애의 씨앗

자기 자신의 행동에 대한
불안감

조현병의 씨앗

두려움, 피해 의식

다중인격장애의 씨앗

상황에 대응하는
자기표현, 표출

불안감이 지나치면
마음의 병 증상이 나타난다

불안의 탑이 쌓이면서 불안감이 점점 커지다가 어느 한계를 넘어서면 병의 씨앗으로부터 마음의 병 증상이 나타나게 됩니다. 그것을 '발병의 한계치'라고 부릅니다.

한계치에 영향을 미치는 것은 평상심과 불안감 성분의 균형입니다.

불안의 탑이 쌓인다 하더라도 평상심이 크다면 자기 중심은 평상심일 때가 많으므로 모든 것을 부정적으로 받아들이거나 생각하는 빈도를 억제할 수 있습니다. 그런 만큼 불안감의 비대화를 멈추게 할 수 있는 것입니다.

상대방의 말이나 행동을 '나를 위해서 하는 말이겠지'라고 받아들이는 것과 '내가 싫어서 저렇게 말하는 거지'라고 받아들이는 것은 큰 차이가 있습니다. 부정적으로 받아들이면 불안의 탑이 또 한층 쌓이게 됩니다.

한계치에 영향을 미치는 또 하나는 뇌의 상태입니다.

뇌가 피곤해져서 신경 회로에 기질적인 이상이 생긴다거나 기능 실조가 생기면 마음의 병이 나타나기 쉽습니다.

불안감은 마음속에 있는 성분이지만 불안의 근원이 되는 공포나 분노, 슬픔 같은 불안 감정은 마음과 연동되어 있는 정동중추에서 생겨나기 때문입니다. 즉, 뇌 상태가 나빠지면 정동중추가 이상 반응하는 경우가 많아져서 그만큼 불안감을 키우게 되는 것입니다.

불안감이 커지면 정동중추가 보다 민감하게 반응하게 되고, 다시 뇌에 부담을 주게 됩니다.

마음의 병 증상이 나타난 후 좀처럼 거기에서 벗어나기 힘들어지는 것은 마음과 뇌의 악순환이 되풀이되기 때문입니다.

'마음의 병은 뇌의 병이다'라고 말하는 전문가도 있습니다.

그런가 하면 "마음의 병은 마음의 병이다"라고 말하는 전문가
도 있습니다. 틀린 말은 아니지만, 환자를 마음의 병으로부터 구
하기 위해서는 두 가지 관점이 모두 필요합니다.

마음의 병이 발병하는 구조

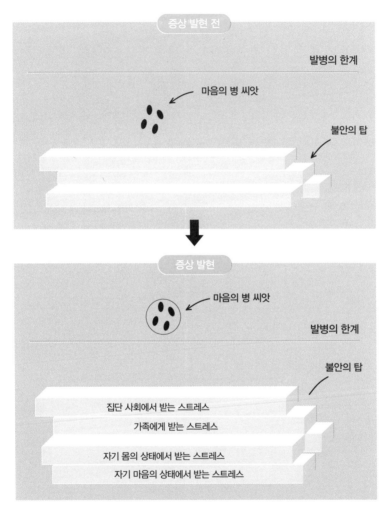

증상 발현 전

발병의 한계

마음의 병 씨앗

불안의 탑

증상 발현

마음의 병 씨앗

발병의 한계

불안의 탑

집단 사회에서 받는 스트레스

가족에게 받는 스트레스

자기 몸의 상태에서 받는 스트레스

자기 마음의 상태에서 받는 스트레스

불안의 탑이 아직 낮을 때는 마음의 병 씨앗이 있다 하더라도 증상이 나타나지 않지만, 불안의 탑이 점점 높아지게 되면 마음의 병 씨앗이 발병의 한계치를 넘어 마음의 병이 됩니다.

42

병명	씨앗	결과적인 증상
우울증	열등감 · 자기 비하	마음이 피폐해짐
정서 불안정성 우울증 (비정형 우울증 포함)	정서 불안정	마음이 피폐해짐
조울증의 조증	욕망 · 우월감 · 자기 과대	조울증에 대응하는 중추신경의 이상 흥분
조현병	두려움 · 피해 의식	조현병의 환각 망상에 대응하는 중추신경의 이상 흥분
사회 공포증	사회 순응 · 불안감	남들에게 거부당할 것 같은 두려움과 그로 인해 몸으로 나타나는 증상을 통제할 수 없게 된다
강박 장애	자신의 행동에 대한 불안감	자신의 사고와 행동을 신뢰할 수 없게 된다
공황장애	자율신경과 불안감의 활성화	자율신경과 불안 감정의 자율적 제어가 불가능해져 과잉 흥분한다
다중 인격 장애	상황에 대응하는 자기표현 · 표출	자기표현 · 표출이 다른 사람처럼 된다

발병을 억제하기 위해서는 평상심 강화가 중요하다

정신과 의사가 하는 마음의 병 치료는 불안감의 비대화를 억제하면서 약해진 평상심을 강화시켜 나가는 전략입니다. 마음의 병으로부터 회복되기 위해서는 둘 다 빼놓을 수 없는 치료입니다.

불안감의 비대화를 억제하기 위해서는 '마음의 병은 뇌의 병이다'라는 관점에서의 접근이 필요합니다. 구체적인 치료 방법은 약물 치료법입니다. 약을 사용해서 뇌신경 작용을 정상화시키고 약해진 뇌 기능을 회복시킴으로써 정동중추의 이상 반응을 없애줍니다.

평상심이 약해져 있지 않을 경우 뇌 상태를 조절해주는 것으로 증상이 가라앉기도 합니다. 실제로 약물 치료만으로 사회 복귀를 한 사람들이 많습니다.

'마음의 병은 마음의 병이다'라고 주장하는 전문가 중에 약이 효과가 없다고 하는 사람도 있지만, 뇌의 기능을 회복시키는 것만으로도 증상이 나타날 위험성은 낮아집니다.

약해진 평상심을 강화시켜 주는 것이 '마음의 병은 마음의 병이다'라는 관점에서의 접근법입니다. 구체적인 치료 방법은 정신 치료법입니다. 의사가 환자의 긍정적인 성분에 작용해서 평상심을 키워 주고 강화시켜 주는 것입니다.

평상심을 강화시켜 주기 위해서도 약물 치료는 필요합니다.

불안감의 비대화를 억제하면 자기 중심에 평상심이 차지하는 비중이 높아지기 때문입니다. 긍정적으로 받아들일 만한 상태가 아니면 환자의 평상심을 키우는 것은 불가능합니다.

'마음의 병은 뇌의 병이다'라는 주장의 허점은 뇌 기능이 회복돼도 마음에 축적된 불안감이 사라지거나 줄어드는 것이 아니라는 점입니다. 특히 증상이 심했던 사람은 일상생활을 할 수 있게 된 다음에도 불안감이 좀처럼 사라지지 않으며 줄어들지도 않습니다. 약으로 일단은 증상이 가라앉더라도 재발하게 되는 것입니다. 평상심을 강하게 만든다는 점에서는 약효를 기대하기가 힘든 것입니다.

약물 치료법과 정신 치료법의 효과를 동시에 얻을 수 있는 치료가 바로 환경 치료법입니다.

의사로서는 직장에서의 스트레스가 원인이라고 생각될 경우 "누군가에게 도움을 요청해보면 어떨까요?", "휴가를 내서 잠시 여유를 가져 봅시다", "당분간 휴직을 해보는 건 어떨까요?" 등과 같은 도움말밖에 줄 수 없지만, 환경을 조정함으로써 뇌의 피로를 회복시키거나 평상심을 강화시키는 것은 가능합니다.

저는 마음의 병에서 회복되려면 평상심 강화가 가장 중요하다고 생각합니다. 마음의 병을 만드는 불안감을 어떻게 하면 줄일 수 있을까, 어떻게 하면 없앨 수 있을까에 주목하고 싶어도 자기 중심이 불안감일 때는 무엇을 하건 환자가 긍정적으로 받아들이지 못하기 때문입니다.

'평상심으로 살아갈 힘을 길러 준다' 이것이 제 치료의 기본 방침입니다.

그 결과, 불안감이 마음에 미치는 영향이 줄어들고 점점 그것이 사그라들다가 어느 날 보니 완전히 사라졌다. 그렇게 되는 환자들의 모습을 저는 매일같이 보고 있습니다.

　다만, 평상심을 강화해 나가는 사람은 어디까지나 환자 자신입니다. 정신과 의사는 그것을 도와주는 사람이란 것을 잊어서는 안 됩니다.

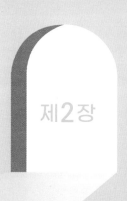

제2장

현대의 정신과 치료에 대해
궁금한 모든 것

현재 나타난 증상뿐 아니라
과거 증상도 파악한다

저는 초진 환자의 경우 마음의 병의 전체 상황을 파악하기 위해
보통 1시간, 길게는 1시간 반 정도를 할애해서 상담을 합니다.

왜 그렇게 시간을 들이느냐 하면, 어떤 증상이며 어떤 경위로
그 증상이 나타났는지 등을 세밀하게 살펴보지 않으면 올바른 진
단이나 적절한 치료가 불가능하기 때문입니다.

마음의 병은 해당되는 증상이 몇 가지나 되는지에 따라 진단을
내리는 것이 일반적입니다. 우울증 진단 기준에 충족되면 우울
증, 공황장애 진단 기준에 충족되면 공황장애라고 진단됩니다.

우울증에 해당하는 증상이 한두 가지 있다 하더라도 전체 진단 기준에 충족되지 못할 경우 우울증이라고 진단하지 않습니다. 신경 쓰이는 증상이 있더라도 진단 기준을 충족하지 않았다는 이유로 무시하는 정신과 의사도 있습니다.

환자가 고통받고 있다면 진단 기준으로 설정된 증상뿐 아니라 그 환자에게만 나타나는 특별한 증상까지 모두 중요하게 살펴야 합니다.

마음의 병으로 의심할 만한 증상이 나타났다는 것은 발병의 한계치를 넘을 정도로 불안감이 커져 있다는 뜻입니다. 한 가지 증상이 나타났다면 곧이어 두 가지, 세 가지가 나타날 가능성이 있습니다. 또한, 어떤 한 가지 종류의 마음의 병 씨앗을 갖고 있다면 또 다른 종류의 마음의 병 증상이 나타날 가능성이 있습니다.

사실 1장에서 말한 바와 같이 두 가지 이상의 마음의 병이 공존하는 경우는 흔합니다. 한 가지 진단이 내려지면 함께 나타난 다른 마음의 병은 무시되기 쉽지만, 절대로 그런 일이 있어서는 안 됩니다. 비교적 증상이 덜한 경우라도 이를 간과한다면 마음의 병에서 회복되기 어렵습니다.

증상을 파악할 때는 병원에 내원했을 때 알 수 있는 증상뿐 아니라 태어나서부터 지금까지 안고 왔던 '시간 흐름에 따른 증상'을 파악하는 것도 중요합니다.

어떤 정신과 의사건 간에 모두 초진 때 병력을 파악하겠지만, 그 병력만으로 '과거에 이런 증상이 있었을 것'이라거나 '이런 것 때문에 힘들었을 것'이라고 추측을 해서는 안 됩니다.

예를 들어, DSM-5라고 불리는 우울증 진단 기준으로 나와 있는 항목은 다음 9가지입니다.

① 하루 종일 기분이 가라앉는다.

② 모든 일에 흥미가 없고 즐겁지 않다.

③ 체중 감소나 체중 증가, 식욕 부진이나 식욕 증가 등의 증상이 있다.

④ 잠을 잘 못 자거나 지나치게 많이 진다.

⑤ 안절부절못하거나 멍한 상태가 된다.

⑥ 쉽게 피곤해하거나 기력이 떨어진다.

⑦ 자신이 가치 없는 존재라고 여기거나 죄책감을 느낀다.

⑧ 사고력, 집중력, 결단력이 떨어진다.

⑨ 자살을 생각하거나 자살 계획을 세운다.

모든 증상이 다 나타나는 사람도 있을 것이고, 이 가운데 3~4가지의 증상이 해당되는 사람도 있을 것입니다. 사람에 따라서는 쉽게 화를 낸다거나 반응이 둔해졌다고 느끼는 경우도 있을 것입니다. 같은 병이라도 증상은 사람마다 다 다르기 때문에 주의해서 살펴볼 필요가 있습니다.

증상의 전체 모습을 이해하게 되면 오진할 일은 거의 없습니다.

정신과 의사가 맨 먼저 해야 할 일은 환자가 고민하고 있는 것, 고통받고 있는 것을 성심껏 들어주는 일입니다.

처음에는 잠을 잘 못 잔다, 머리가 아프다, 식욕이 없다 등과 같이 몸에 나타난 변화에 대해 말하는 경우가 많지만, 성심껏 들어주면 마음의 병 증상뿐 아니라 예전에도 잠을 잘 못 자 정신과에 다닌 적이 있었다거나, 치료를 받지는 않았지만 고민거리가 있었다든가 하는 이야기까지 들려주기도 합니다.

환자가 자신의 증상을 솔직히 이야기할 수 있는 상황을 만들려면 어떤 내용이든 부정하지 말고 모든 것을 받아들여 줘야 합니다.

마음의 병 치료는 '의사를 신뢰하고 싶다'는 환자의 마음과 '환자를 치료하고 싶다'는 의사의 마음이 연결되는 것에서부터 시작된다고 생각합니다.

왜 우울증이 '인격자의 병'인가

환자가 어떤 증상에 시달리고 있는지 파악이 되면 다음에는 왜 그런 증상이 생기게 되었는지 발병 과정을 물어봐야 합니다.

일, 공부, 회사에서의 인간관계, 가족과의 관계, 신경 쓰이는 체질적인 문제, 자신의 몸에서 걱정이 되는 부분 등 불안의 탑을 쌓게 만드는 4가지의 스트레스 요소에 대해 하나하나 성의껏 들어줍니다.

여기에서 중요한 것은 어떤 내용이건 받아들이고 귀를 기울여 주는 것입니다.

발병 과정을 듣다 보면 사회인으로서 적응력이 있었기 때문에 증상이 나타난 경우를 볼 수도 있습니다.

회사나 상사의 부당한 요구에 열심히 적응하려고 하다가 발병의 한계치를 넘는 경우입니다. 이것을 저는 '인격자의 병'이라고 합니다. 사실 성실하게 대응하려다가 나타난 결과이기 때문입니다. 일반적인 우울증은 대부분 그렇습니다.

의사와 환자 사이에 신뢰 관계가 형성되면 환자가 숨겨두고 싶었던 가족사까지 말해주는 경우도 있습니다. 예를 들어, 자기와 똑같이 마음의 병으로 고통받고 있는 가족이 있다는 사실을 말해주기도 합니다. 어느 정도까지 터놓고 이야기하느냐는 의사와 환자의 관계에 따라 다르지만 그러한 정보는 치료해 나가는 데 중요한 힌트가 됩니다.

증상의 전체 모습을 파악하고 그 발병 과정을 확실히 이해할 수 있게 되면, 정신과 의사에게는 회복 과정과 이를 위한 구체적인 치료 방침이 보입니다.

여기서 중요한 것은 어떤 마음의 병인지, 앞으로 어떤 증상이 나타날 수 있는지, 그 증상을 어떻게 받아들이고 어떻게 극복해 나갈 것인지 의사와 환자가 같이 인식해 나가야 한다는 것입니다.

여기까지가 제가 초진 때 하는 일입니다. 이렇게 하기 때문에 시간이 걸리는 것이고, 이렇게 하지 않는다면 환자를 위한 치료는 불가능하다고 생각합니다.

마음의 병은 약물 치료만으로는 개선되지 않는다

대부분의 정신과 클리닉과 마찬가지로 저희 클리닉에서도 치료의 기본은 약물 치료와 정신 치료입니다. 정신적인 병이 생기는 원인은 약해진 뇌와 커져버린 불안감(약화된 평상심) 때문이므로, 두 가지 측면에서 접근하는 것이 당연합니다.

정신과 의사들 중에는 당장 효과를 얻을 수 있는 약물 치료에 의존하는 사람도 있지만, 그것만으로는 마음의 병으로부터 회복될 수 없다는 점을 이미 1장에서 이야기했습니다. 특히, 약물 치료 효과가 높은 것으로 알려진 조현병(정신분열증)이나 조울증 같은 주요 정신 질환에서도 단순히 뇌의 상태를 조절하는 것만으로는 증상을 완전히 억제할 수 없습니다.

사실, 우리 병원에 다니는 조현병 환자도 약을 먹고 안정적으로 생활할 수 있게 되긴 했지만 증상이 완전히 사라지지는 않았습니다.

조현병에는 환각이나 망상, 사고 장애 같은 양성 증상 외에 의욕이 저하되거나 감정 표현 줄어들고 방에 꼼짝 않고 틀어박혀 있는 것과 같은 음성 증상이 있습니다. 약은 양성 증상에 효과가 있다고 하지만 제가 경험한 그 환자의 경우는 양성 증상일 때나 음성 증상일 때나 약물이 효과가 없었습니다. 역시 마음의 병을 치료하기 위해서는 약물 치료에 더해서 정신 치료가 필요한 것입니다.

우울증 역시 그렇습니다. 우울증은 약을 먹으면 불안 감정이 다스려져 마음이 안정되므로 보통의 생활을 할 수 있게 됩니다. 그러나 약을 끊으면 정서 불안정이 되어 이상 행동이 나타나게 됩니다.

이 현상을 두고 약을 끊지 못하게 되는 '금단 반응'이라고 말하는 정신과 의사들도 있습니다. 하지만 저는 이것이 정신 치료를 병행하지 않기 때문에 발생하는 현상이라고 생각합니다. 평상심이 강해지면 금단 반응으로 고통받을 일은 없다고 봅니다.

약물 치료의 목적 중 하나는 뇌 상태를 조절해서 발병의 한계치를 높이는 것입니다. 다른 하나는 불안감의 비대화를 억제하고 자신의 중심에 평상심이 자리잡도록 만드는 것입니다. 무엇보다 약물 치료는 시간을 들여서 실시하는 정신 치료를 뒷받침하는 중요한 역할을 한다는 것입니다.

환자에게 맞는
최선의 치료법을 선택한다

마음을 다루는 정신 치료법으로는 정신분석요법, 인지행동요법, 모리타 요법, 마음 챙김(Mindfulness) 요법 등 잘 알려진 것만 해도 10종류 정도가 됩니다. 모두 '마음의 병은 이렇게 하면 낫는다'는 독자적 방식을 내세웁니다.

어떤 치료법이건 틀린 건 아니지만 마음의 병을 고치려고 지푸라기에라도 매달리고 싶은 심정인 환자들이나 그 가족 입장에서는 어떤 방법이 좋을지, 어떤 의사를 찾아 상담해야 좋을지 혼란스럽습니다.

환자나 가족들이 혼란스러워하는 가장 큰 이유는 어떤 치료법이건 그들이 내세우는 치료법 외에는 인정하지 않기 때문입니다. 환자들 중에는 그 한 가지 치료법이 잘 맞아서 회복되는 사람도 있습니다.

그러나 생활인의 병인 마음의 병은 증상도, 증상이 나타나는 과정도 제각각입니다. 당연히 그 치료법이 맞지 않는 사람도 나옵니다. 맞지 않으니 나을 리 없습니다.

마음의 병 치료를 비즈니스 차원에서 본다면 다른 치료법과의 차별화가 중요할지도 모르겠지만, 그것은 너무나 치료자 중심의 사고방식입니다. 마음의 병으로 고통받는 환자를 치료할 수 있다면 좋은 점은 무엇이든 흡수해야 합니다. 임상 의사라면 특정 정신 치료법에 편중됨 없이 그때그때 환자에게 최적화된 방법을 선택하는 게 바람직합니다.

저는 이것을 '조화로운 정신 치료법'이라고 부르며, 그것이 환자에게 가장 잘 맞는 최선의 치료법이라고 생각합니다.

무의식 vs 의식으로 구분되는
정신분석요법, 인지행동요법

마음의 병은 불안감에서 생기며, 증상을 개선하기 위해서는 약해진 뇌와 비대해진 불안감(약해진 평상심)에 접근할 필요가 있습니다. 그런 관점에서 볼 때, 잘 알려진 정신 치료법이 완벽하지는 않다는 것을 알 수 있습니다.

정신분석요법을 예로 들어보겠습니다.

정신분석요법이란 심리학자인 프로이트가 고안한 치료법으로 무의식에 초점을 맞춰 치료하는 것이 특징입니다. 마음의 병의 원인은 환자의 무의식 속에 있는 불안이나 트라우마 경험으로 보기 때문입니다.

구체적인 치료 방법으로는 심리 테스트나 꿈의 내용을 분석해서 환자의 내면을 탐색하고 문제의 원인을 밝혀내려고 합니다. 그러나 무의식 속에 문제가 있어 이를 해결할 수 있다 해도 환자가 자각할 수 있는 마음의 상태까지 반드시 개선될지는 알 수 없습니다.

이와는 반대로 의식에 초점을 맞춰서 치료하는 것이 인지행동요법입니다.

인지행동요법이란 미국의 정신과 의사 에런 백 박사가 제창한 치료법으로 자기 생각이나 행동의 특징을 깨닫고 그것을 고쳐 나감으로써 마음의 병을 개선시키는 것입니다. 주로 우울증 치료법으로 쓰이고 있습니다.

인지행동요법에서는 마음의 병으로 이어지는 생각이나 행동을 '자동 사고'라고 부릅니다. 이는 불안감 속에 존재하는 마음의 병씨앗과 일맥상통하는 개념입니다. 구체적인 치료로서는, 환자가 우울하거나 괴로울 때의 상황이나 기분, 생각을 적어 나가고 그때 어떻게 대처했는지, 그렇게 해서 어떻게 달라졌는지 적어 두는 것입니다. 그것을 보고 인지행동 치료 전문가가 조언을 해줍니다.

그러나 기분이 우울해서 가라앉았을 때 그 상황을 객관적으로 파악해서 적어 나간다는 것은 괴로운 일입니다. 어떤 사람들은 자기가 적은 부정적인 내용들로 인해 더더욱 기분이 가라앉아 버릴 수도 있습니다.

정신분석요법이나 인지행동요법은 모두 마음의 병에 걸리는 것은 불안감이 커지기 때문이며, 불안감을 줄일 수 있으면 증상이 사라지게 된다고 봅니다.

불안감이 줄어들면 증상이 나타나지 않게 되는 것은 틀림없는 사실입니다. 그러나 증상이 나타났을 때는 불안감이 중심에 있는 상태입니다. 그런 상태로 과거의 트라우마를 다시 경험하게 한다거나 우울해서 가라앉아 있는 자신의 상태를 기록한다는 것은 자칫하면 불안감을 더욱 크게 만드는 결과를 가져올 수 있습니다.

치료가 잘 돼서 증상이 개선되면 좋겠지만 악화될 가능성도 있습니다.

이 두 가지 치료법의 문제는 마음이 병든 환자에게 조치를 취하지 않은 채로 정신 치료를 시작한다는 점입니다. 여기에서 조치란 약물 치료로 뇌 상태를 조절하고 의사와 환자의 커뮤니케이션을 통해 자기 중심에 평상심이 있는 상태를 만드는 것을 말합니다.

마음의 병 증상이 나타났다는 것은 뇌가 약해지고 자기 중심에 불안감이 있는 상태입니다. 이 상태 그대로 정신 치료를 행한다면 아무리 효과가 뛰어난 치료법이라고 해도 증상 개선으로 이어지지는 않을 것입니다.

조치를 취하지 않고 정신 치료를 시행하는 경우로 심리상담사가 있긴 합니다.

심리상담사는 경청하는 것이 기본입니다. 마음에 있는 생각들을 모두 토해내게 함으로써 마음의 안정을 되찾게 하는 것이 목표입니다. 심리상담사들 중에는 인지행동요법과 마찬가지로 환자로 하여금 마음의 병으로 이어지는 사고방식의 습관을 깨닫게 하고 그것을 바로잡는 단계까지 지도하는 사람도 있습니다.

상담사 역시 생각을 토해냄으로써 후련하게 하는 장점이 있습니다. 반면, 억누르고 있던 부정적인 생각을 표출시킴으로써 그 부정적인 기억이 거꾸로 불안감을 확대시킨다는 문제가 있습니다.

경청이라는 것은 환자에게 상당히 친근한 이미지가 있지만, 조치 없이 하기 때문에 위험할 수 있는 것입니다.

사실, 저도 정신과 클리닉 오픈 초기에는 상담실을 운영했습니다. 그러나 증상이 개선되기는커녕 악화하는 경우가 많았기 때문에 폐쇄해 버렸습니다.

있는 그대로 받아들이는
모리타 요법, 마음 챙김 요법

일본에서 시작된 정신과 치료법 중에 '모리타 요법'이라는 것이 있습니다. 창시자인 모리타 쇼마 박사가 공황장애를 앓았던 자신의 경험에서 창안했다고 합니다.

모리타 요법은 '환자가 자기 불안이나 증상을 있는 그대로 받아들이고 생활한다면 마음의 병은 극복될 수 있다'는 개념입니다. 즉, 불안이나 공포를 억지로 부정하지 않으며, 그런 증상에 집착해서 무리하게 벗어나려고 하기 때문에 오히려 악화한다는 것입니다.

모리타 요법과 마찬가지로 있는 그대로를 받아들임으로써 마음을 강하게 만들자는 것이 '마음 챙김 요법'입니다. 미국 매사추세츠 의과대학의 존 카밧진 교수가 제창한 이론으로 '마인드풀니스(Mindfulness)'라고도 합니다.

마음 챙김 요법은 명상법에 기초하여 의도적으로 자신의 사고, 감정, 감각을 있는 그대로 잘 관찰하고 인식할 수 있도록 하는 것을 목표로 합니다.

모리타 요법이건 마음 챙김 요법이건, 기분이 좀 우울하다거나 좋지 않은 감정이 남아 있다는 정도의 수준이라면 어느 정도 효과가 있습니다. 그렇지만 이미 마음의 병 증상이 나타난 사람에게는 있는 그대로를 받아들이라는 것은 무척 어렵습니다. 받아들이려고 하면 할수록 더욱더 증상에 사로잡혀 불안감이 더 커지게 됩니다.

마음의 병의 원인이 아주 가까운 곳에서 매일 마주해야 하는 사람 때문이라면 받아들이기가 힘들 수 있습니다. 예를 들어 마음의 병을 유발하는 원인이 회사 상사라면 부서를 바꾸든가, 작은 회사라 이동이 어렵다면 직장을 옮기는 편이 좋습니다.

증상이 나타난다는 것은 원인이 있다는 뜻입니다. 있는 그대로를 받아들이기 전에 우선 그 점에 주목해야 합니다.

환자 중에 두통으로 고통받다가 우리 클리닉에 내원한 분이 있었습니다. 내과 검사를 받아도 원인을 알 수 없어서 정신과 상담을 받으러 온 것입니다. 수험생이었던 환자의 생활 배경을 들어보니, 어린 시절부터 계속해 온 수영을 그만두고 싶었지만 부모님이나 주위의 기대를 저버리면 안 된다는 책임감 때문에 그만두지 못한 채 고민하는 중이었습니다.

저는 그 환자에게 결단을 내려 부모님과 의논해 보는 게 어떠냐고 조언했습니다. 그 후 환자는 수영을 그만두고 싶다는 뜻을 부모님에게 전했고 수영부에서 탈퇴했습니다. 그러자 두통은 깨끗이 사라졌습니다.

있는 그대로를 받아들이지 않더라도 정신과 의사와 대화를 나누는 동안 증상이 사라지게 된 경우도 있습니다. 정신분석요법처럼 깊이 있는 분석을 한 것도 아닌데 말입니다.

모리타 요법이나 마음 챙김 요법에서 공통된 것은 스트레스로 가득 찬 일상에서 벗어나 안정된 환경에서 실시한다는 점입니다.

모리타 요법의 경우는 입원이 기본이며, 마음 챙김 요법의 경우는 세미나실이나 회의실같이 일하는 현장으로부터 떨어진 장소에서 하는 것이 기본입니다. 모리타 요법이 주로 개인 치료법인 반면, 마음 챙김은 집단 치료법에 속합니다.

확실히, 절대적으로 안전하고 안심되는 환경이라면 불안한 감정이 올라와도 억제할 수 있습니다. 부정적인 생각이 떠올라도 흘려보낼 수 있습니다.

마음 챙김 요법의 기본이 되는 명상에서는 '지금'에 집중하면 명상 중에 떠오르는 부정적인 자동사고에 휩싸이지 않고 흘려보낼 수 있습니다. 이것을 '탈중심화'라고 부릅니다.

그러나 거기에서 마음의 안정을 찾았다 하더라도 스트레스가 많은 일상생활로 돌아오면 불안감을 억제할 수 없게 되기도 합니다. 그렇다면 마음의 병으로부터 회복되었다고 할 수 없습니다. 모리타 요법이나 마음 챙김 요법에서 익힌 것을 일상에 적용하기에는 커다란 난관이 있습니다.

마음 챙김을 활용한 집단 치료법에 대해 좀 더 설명해 보고자 합니다.

마음 챙김 요법에는 두 가지 접근법이 있습니다. 첫 번째는 '수용전념치료(ACT; Acceptance Commitment Therapy)'입니다.

액트는 환자가 직면한 고통을 받아들일 수 있도록 도와 마음의 병을 완화시키거나 해결하는 치료법입니다. 하지만 이 치료법은 마음의 병으로 낙담한 사람들에게는 자기 부정을 강화시키는 결과를 초래할 수 있어 자살의 위험을 높일 수 있습니다.

다른 하나는 '셀프 컴패션(Self-compassion; 자기 연민)'입니다.

셀프 컴패션은 타인에게 친절을 베풀듯 자기 자신에게도 따뜻하게 대해주는 것, 즉 '자기 자신을 배려하는 것'이 가장 중요한 요소가 됩니다. 하지만 평상심이 약해져서 자신에게 가치가 없다고 믿는 환자들은 '자기 자신을 배려하는 것은 그저 비참한 위안일 뿐'이라고 받아들일 가능성이 있습니다. 자신의 존재와 인생이 소중한 의미와 가치를 지닌다고 믿을 수 있을 때 비로소 진정으로 자기 자신을 배려할 수 있게 되는 것이 아닐까 생각합니다.

저는 예전에 "당신 스스로를 배려해 보세요"라는 말을 환자에게 했다가 분노를 샀던 경험이 있습니다.

"왜 그런 말씀을 하세요? 다른 사람이 저와 똑같은 고통을 겪고 있다고 해도 저와는 관계없어요. 지금 제 고뇌가 고통스러운 거죠. 그걸 좀 알아주세요."

환자의 입장에서 본다면 맞는 말이지요.

모리타 요법이나 마음 챙김 요법 역시 다른 정신 치료법과 마찬가지로 결국 '보살핌'이 빠져 있습니다.

어떤 치료법이든 마음의 병 증상을 개선하는 효과가 있음에도 불구하고 보살핌을 소홀히 하는 것은, 정작 마음의 병을 겪고 있는 사람들은 대부분 평상심이 작아져 있다는 사실을 인식하지 못하기 때문일지도 모릅니다.

정신 치료법은 자기 중심에 평상심이 있을 때 시행하면 효과가 있지만 불안감이 있을 때는 효과가 나타나기는커녕 오히려 역효과가 날 수도 있습니다. 작아져 있긴 해도 자기 중심에 평상심이 있기 때문에 의사의 이야기를 받아들일 수 있고, 환자 스스로도 고치고자 하는 의욕이 생기는 것입니다.

심리학, 대인관계에 기초한
정신 치료법 4가지

정신분석요법이나 인지행동요법처럼 널리 알려진 치료법은 아니지만 정신과 의사나 치료사들이 사용하는 치료법도 있습니다. 여기에서 그중 몇 가지를 소개해 보겠습니다.

첫째로 매슬로의 인간성 심리학에 기초한 정신 치료법입니다. 널리 알려진 매슬로의 인간성 심리학에 따르면 인간의 욕구는 여섯 단계로 나뉩니다.

제1단계는 생리적 욕구, 제2단계는 안전 욕구, 제3단계는 사회적 욕구, 제4단계는 존중 욕구, 제5단계는 자아실현 욕구, 그리고 마지막 제6단계는 자기 초월 욕구(사회 공헌 욕구)입니다.

이 같은 욕구 단계에는 서열이 있는데, 제1단계에서부터 올라감에 따라 인간적 가치가 높아진다는 주장입니다. 매슬로의 인간성 심리학에 기초한 치료법에서는 자아실현 욕구와 자기 초월 욕구(사회 공헌 욕구)를 목표로 하도록 지도합니다.

저는 이렇게 단계로 구분 짓는 것에 반대합니다. 인간의 욕구는 어떤 단계이건 모두 생명을 유지하기 위해서 생겨난 욕구로 보기 때문입니다.

풍요롭고 편리해진 현대 사회에서는 인간의 생존 본능과 생명의 존속 가치가 점점 더 드러나지 않습니다.

저는 환자들에게 이렇게 말하곤 합니다.

"아무리 괴롭고 비참한 생각이 든다고 하더라도 살아남는 것이 당신의 절대적 가치를 만들어내는 겁니다. 살아남는 것을 첫 번째 목표로 했으면 좋겠습니다."

환자들은 평상심이 완전히 고갈된 상태로 내원합니다. 욕구의 가치 서열은 낙담한 마음의 병 환자들을 궁지로 몰아넣일 뿐입니다. 많은 정신 치료법의 문제점은 매슬로의 욕구단계 이론에서 주장하는 것과 공통된 점이 있습니다.

환자들이 한계 상황에 처했을 때는 제1단계와 제2단계, 즉 가장 기본적인 욕구와 본능적인 생존 가치로 돌아가는 것이 좋습니

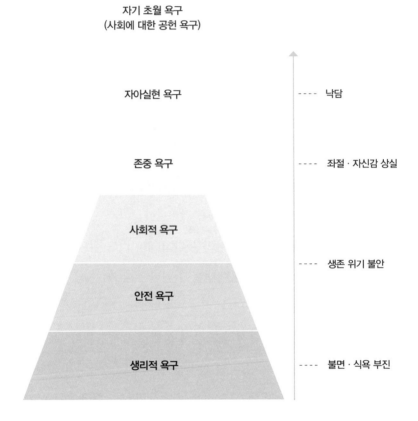

자기 초월 욕구
(사회에 대한 공헌 욕구)

자아실현 욕구 ---- 낙담

존중 욕구 ---- 좌절 · 자신감 상실

사회적 욕구

안전 욕구 ---- 생존 위기 불안

생리적 욕구 ---- 불면 · 식욕 부진

욕구의 가치는 단계가 올라갈수록 높아지지만, 존재는 불안정화되어 간다.

다. 정신과 치료의 제1 목표는 살아남는 것이며 자살을 방지하는 것이기 때문입니다.

다른 하나는 아들러의 개인 심리학에 기초한 정신 치료법입니다. 아들러의 개인 심리학의 핵심은 다음과 같습니다.

사회에서 살아가는 인간의 마음에는 다른 사람과 비교해서 생기는 열등감이 있으며, 이를 극복하고 우월성을 추구함으로써 심리적으로 건강을 달성하게 된다는 것입니다.

열등감은 정상적인 감정이지만 삶을 힘들게 만드는 원인이 될 수 있습니다. 심한 열등감은 무력감과 자기비하로 이어져 우울증을 유발하기도 합니다.

다른 사람과 비교하는 것을 멈추고 자신의 가치는 스스로 평가하는 것이 중요합니다. 자신의 부족한 점을 스스로 인정하고 극복하려는 의지와 노력을 통해 자기 완성을 이루어 나가야 합니다.

하지만 아들러의 생각은 건강한 사람들에게는 도움이 될지 모르지 마음의 병을 앓고 있는 환자들에게는 오히려 힘들게 느껴질 수 있습니다.

세 번째로 '자기성찰'을 주요 기법으로 하는 '내관(內觀) 요법'이 있습니다. 자기 자신과의 상담이라고 할 수 있는 이 치료법은 불교의 수행 기법에서 유래되었습니다. 불교의 명상에서 일반인이 쉽게 실천할 수 있도록 종교적 색채를 없애고 3가지로 요약해 정신 치료법에 사용하고 있습니다.

내관 요법에서 성찰하는 3가지 주제는 첫째 '다른 사람으로부터 받은 것이 무엇인가', 둘째 '그들에게 되돌려 주어야 할 것이 무엇인가', 셋째 '그들에게 자신이 어떤 걱정을 끼쳤나'입니다.

내관 요법의 핵심 이론은 자신의 이기심을 합리화하려는 마음을 버리고 자신의 모습을 성찰함으로써 자신이 다른 사람으로부터 얼마나 커다란 돌봄을 받았는가 하는 점을 깨닫게 하고, 이를 통해 자신이 사랑받고 있다는 인식을 갖게 한다는 것입니다.

이 치료법은 어린 시절 부모나 지인들로부터 받은 은혜를 기억하고 감사의 마음을 강화시키는 것을 목표로 합니다. 그래서 지금까지 은혜를 받은 사람들에게 자기가 무엇을 해 드렸나를 기억하게 하는 작업을 합니다.

이 과정에서 자기중심적인 사고방식을 깨닫고 크게 호전되는 환들도 분명히 있습니다. 그러나 부모나 지인으로부터 학대를 받아온 환자들에게는 매우 고통스러운 과정이 될 수 있습니다.

네 번째는 인간관계에 초점을 맞춘 대인관계 치료법입니다.

대인관계 치료법은 인지행동 치료와 함께 우울증에 효과적인 치료법으로 알려져 있습니다.

마음의 병과 같은 심리적인 증상이 대인관계에서 겪는 문제와 밀접하게 연결되어 있다는 점에서, 인간관계 개선을 통해 애착 욕구를 만족시키고 사회 지지 자원을 늘리도록 돕는 것입니다.

구체적으로는 가족이나 사회 속에서 인간관계를 좋아지게 하는 것을 목표로 내세우며 많은 시간을 들여 세심하게 치료합니다. 이 치료법의 취지는 많은 정신과 개업의들의 기본이 되고 있습니다. 다만 치료 기간이 길어서 경제 형편이 좋지 않은 환자들에게는 부담이 되기도 한다는 것이 문제입니다.

환자의 사정에 맞춘
맞춤식 정신 의료를 제공한다

우울증을 '마음의 감기'라고 표현하곤 합니다. 가벼운 감기처럼 누구나 다 걸릴 수 있다는 의미에서 비유한 것입니다. 하지만 감기처럼 쉽게 낫는 병은 아니라는 게 문제입니다.

마음의 병은 단기간에 낫는 병이 아닙니다. 불안감이 쌓여서 생기는 것이므로 잠깐 사이에 사라지는 일은 없습니다. 며칠 만에 증상이 사라졌다면 그것은 우울증이라기보다 '우울 상태'였다고 보아야 할 것입니다.

정신분석요법이나 인지행동요법, 대인관계 치료법, 마음 챙김 요법 같은 것들은 치료 시작 전에 미리 치료 횟수를 정하는 경우도 있습니다.

그런데 정해진 기한 내에 반드시 병이 나으리라는 보장은 없습니다. 회복 중에 치료가 끝나는 사람이 많습니다. 비용 문제 때문일 경우가 많은데, 이처럼 도중에 방치되는 환자는 어떻게 되는 걸까요.

마음의 병은 오랜 세월에 걸쳐 고쳐 나가야 합니다. 물론 의사로서 환자들이 빨리 회복되도록 돕고 싶습니다. 실제로 빠르게 회복하는 경우도 있지만, 환자들 중에는 수십 년째 치료를 받으며 내원하는 사람도 있습니다. 그런 환자들을 꾸준히 지지해주는 것이 정신과 의사의 역할이라고 생각합니다.

그래서 제가 가장 중요하게 여기는 것은 위축된 환자의 평상심을 지켜주는 것입니다. 이를 위해 불안에 짓눌리지 않도록 약을 처방하고 고통 속에서 괴로워하는 환자들의 입장에서 공감하며 환자에게 힘이 되는 말을 건네려고 노력합니다.

정신 건강 전문가들이 자주 하는 말 중 하나가 "꿈과 희망을 가지세요", "목표를 세우세요"라는 것입니다. 물론 꿈과 희망이 있으면 삶이 즐거워진다는 점은 이해합니다. 그러나 마음의 병을 겪은 사람들은 오히려 그 대개 꿈과 희망에서 좌절을 경험한 경우가 대부분입니다. 그래서 '삶이 의미가 없다', '존재할 가치가 없다'는 생각을 합니다.

그런 사람들에게 "꿈이 있나요?", "해보고 싶은 일이 있나요?", "소중하게 여기는 것은 무엇인가요?"라고 묻는 것은 환자 입장을 고려한 말이라고 볼 수 없습니다. 대신 저는 "살아 있는 것만으로도 성공한 겁니다."라고 말해줍니다.

사실 환자들에게는 살아 있다는 것이 최선이며, 그 가치를 인정하는 것이 회복의 첫걸음이라고 생각합니다.

어째서 이런 증상이 나타났는지, 언제까지 계속되는 것인지, 정말 나을 수 있을지, 어떻게 하면 나을 수 있는지, 어떤 식으로 회복되어 가는 것인지…. 환자 입장에 서 보면 환자들이 알고 싶은 것, 의사에게 묻고 싶은 것이 보입니다.

그 질문 하나하나에 성의껏 답하는 것 역시 전문가로서 정신과 의사의 역할입니다. 이런 세세한 것에 대응할 수 있는 사람이 임상 현장에서 환자들을 마주하는 정신과 의사입니다.

정기적인 병원 치료를 통해서 장기간에 걸쳐 경과를 관찰하고, 각각의 환자가 놓인 고유의 상황을 배려해 가면서 최적의 치료를 제공하는 것. 그것이 맞춤식 정신 치료법입니다.

치료가 진행되면서 환자는 점차 평상심을 가지고 생각하는 기회를 만들어가게 됩니다. 이 같은 치료법은 환자의 평상심을 강화한다는 의미에서 아주 효과적입니다.

무엇보다 마음의 병을 치유해 나가는 주체는 환자이며, 그 과정을 돕는 사람이 정신과 의사라고 생각합니다.

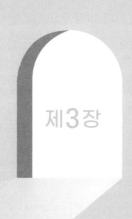

제3장

긍정적 경험으로
환자를 치료한다

긍정적 기억이 쌓일수록
평상심은 크고 강해진다

정신분석요법이나 인지행동요법은 거대해져 있는 불안감에 초점을 맞춘 정신 치료법입니다. 하지만 저는 불안감보다 작아져 있는 평상심에 초점을 맞춘 정신 치료법을 시행하고 있습니다.

먼저 약물 치료로 뇌의 상태를 정리한 후 약해진 환자의 평상심을 강화하는 것을 목표로 합니다. 평상심 강화의 핵심이 되는 것이 '긍정적 경험 치료'입니다. 의사나 가족, 주위 사람들의 도움을 받아 긍정적인 체험을 되풀이함으로써 자신감을 회복해 나가는 방법입니다.

마음의 병을 만드는 불안감을 줄이는 것도 좋지만, 마음의 병 증상이 나타날 때는 평상심이 줄어들어 약해져 있을 때라는 것을 잊어서는 안 됩니다. 평상심이 약해진 상태에서는 불안감을 줄일 수는 있어도 자기 중심에 평상심을 늘려가기란 상당히 어렵습니다. 모든 것을 긍정적으로 받아들이거나 생각할 수가 없습니다.

자기 중심이 불안한 상태가 줄어들지 않는다면 또다시 부정적인 기억이 조금씩 조금씩 쌓여 불안의 탑을 높이고 마음의 병 씨앗을 만들게 됩니다. 평상심이 약해진 상태에서는 재발 위험성이 높아집니다.

평상심은 긍정적인 기억이 쌓일수록 더욱 크고 강해집니다. 이를 위한 경험이 바로 긍정적 경험입니다.

누구든지 바로 할 수 있는 긍정적 경험이 푹 쉬거나, 릴랙스하거나, 숙면을 취하는 것입니다. 쉰다는 것은 불안의 대상이나 불안을 일으키는 상황에서 공간적으로 벗어나는 것입니다. 직장 스트레스가 병의 원인이라면 일을 잠시 쉼으로써 마음과 뇌의 피로를 없앨 수 있습니다.

긴장을 푸는 방법은 사람마다 다릅니다.

영화건 스포츠건 음악이건, 마음이 편해질 수 있는 환경에 몸을 맡겨야 합니다. 그렇게 하기만 해도 긍정적인 기억을 쌓을 수 있습니다. 그리고 푹 자야 합니다. 잠을 잘 자면 마음과 뇌의 피로를 풀 수가 있습니다.

있는 그대로를
긍정하는 게 중요하다

긍정적 경험 치료를 실시하게 되면, 환자들의 상황에 맞게 적절한 긍정적 경험을 할 수 있도록 치료 계획을 세웁니다.

사실 긍정적 경험 치료는 초진 때부터 시작됩니다.

"지금부터 치료를 시작합니다"라고 말하지는 않지만, 환자가 의사와 만나는 것부터 긍정적 경험이 되도록 합니다. 진찰실 문을 열고 들어와서부터 나갈 때까지 모든 것이 긍정적 경험이 되도록 하는 것입니다.

진찰실에서의 대화가 환자에게 긍정적인 기억으로 남을 수 있도록 저는 언제나 환자의 평상심을 지켜주고 강화하는 데 집중하고 있습니다. 그렇게 어려운 일은 아닙니다. '의사를 신뢰하고 싶다'는 환자의 생각에 맞춰서 환자 입장에서 말을 걸어주면 됩니다. 그것이 평상심을 강화시키는 출발점이기도 합니다.

긍정적 경험 치료에서 맨 먼저 하는 일은 환자에게 현재의 자신을 인정할 수 있도록 돕는 것입니다. 하지만 삶에 대한 자신감을 잃은 환자에게 "스스로를 인정해주세요"라고 말해도 오히려 부정적인 반응만 돌아올 가능성이 큽니다. 그럴수록 의사가 환자를 인정해주려고 해야 합니다. 이때 한마디가 중요합니다.

"살아 있는 것만으로도 성공한 겁니다."

마음의 병을 앓아 자신감을 잃어버린 환자는 삶의 의미를 잃은 사람입니다. 그냥 평범하게 살아가는 것조차도 다양한 스트레스가 존재하는 인간 사회에서 계속 살아가고 있다는 사실 자체가 대단한 일입니다.

살아 있음을 감사하게 생각하지 못하는 것은 현대 사회가 지나치게 풍요로워졌기 때문입니다. 가끔 저는 환자들에게 "1천 년 전 사람들이 당신을 보면 어떻게 생각할까 상상해보세요"라고 말하곤 합니다. 1천 년 전 사람들이 볼 때 지금의 우리는 꿈 같은 생활을 하고 있습니다. 먹을 게 없어서 걱정하지도 없고, 잠잘 곳 때문에 힘들어하지도 않습니다. 병에 걸려도 치료를 받을 수 있습니다. 목욕탕도 있고, 냉난방도 완벽하게 되어 있습니다.

그러나 살아가는 데 어려움을 겪지 않는 것이 당연해진 요즘 사람들은 살아 있다는 것에 가치가 있다고 생각하지는 못합니다. 하물며 환자들은 "살아 있어 봐야 의미가 없다.", "살아 있어도 어느 누구도 나를 필요로 하지 않는다." 같은 말들을 입에 달고 사는 사람들입니다. 그렇기 때문에 더더욱 정신과 의사가 그 가치를 긍정해주는 것이 중요합니다.

본인 스스로는 믿어지지 않더라도 제3자가 그렇게 말해주면 '그럴지도 모르겠네'라는 생각이 들게 됩니다. 신뢰하는 사람이 말할 경우 더욱더 그럴 것입니다.

"의사 선생님이 그렇게 말하는 거라면 성공한 건지도 모르지. 그렇다면 좀 더 살아 볼까."

그것으로 충분합니다. 살아 있다는 것에 가치가 있음을 믿으려 하는 것, 그리고 계속 살아가고자 하는 것이 환자가 자신감을 회복하는 첫걸음이 되기 때문입니다. 이미 성공하고 있으니 계속 나아가면 됩니다.

성과 위주의 요즘 세상에서는 마음의 병으로 고통받는 환자들뿐만 아니라 누구든지 자신감을 잃기 쉽습니다. 회사건 학교건 지역 사회건 작은 커뮤니티건, 결과가 동반되지 않으면 인정받기 어렵습니다. 그때 찾아오는 감정이 바로 '나는 필요 없다', '가치가 없다', '아무도 나를 원하지 않는다'는 절망감입니다.

결과에 이르기까지의 과정은 중요하지 않은 시대가 되어 버렸습니다. 인생도 그렇습니다. 마음의 병 증상이 나타난 지금은 더욱 힘든 삶을 살고 있을지도 모릅니다. 그저 살아내는 것만으로도 벅찹니다.

저는 과정이야말로 중요하다고 생각합니다. 그런 의미에서 '살아 있는 것만으로도 성공'인 것입니다. 과정에 의미가 있고 가치가 있다고 생각되면 결과에 연연하는 일 없이 좀 더 담대하게 살아갈 수 있습니다. 그러면 결과에 낙담하지 않고 거기까지 온 스스로를 위로해 줄 수 있을 것입니다.

긍정적 경험이란
즐겁거나 기쁜 경험을 늘려가는 것

긍정적 경험 치료란 환자가 긍정적인 체험을 쌓아 나가는 것입니다. 일상 속에서 즐겁다거나 기쁘다고 생각할 수 있는 순간을 많이 만드는 것입니다.

건강한 사람이라면 특별한 일이 아닐지도 모르지만, 마음에 병이 든 사람은 극단적으로 위축되어 있습니다. 이들이 즐겁지 않은 것은 스스로를 긍정할 수 없고 주변 사람들을 신뢰할 수도 없기 때문입니다.

저희 정신과 클리닉에서는 다른 사람과 교류하면서 긍정적 경험을 할 수 있도록 데이케어 프로그램을 운영합니다. 모두 함께 식사를 하기도 하고, 노래방에서 노래를 부르기도 하며, 게임이나 영화를 즐기기도 합니다. 특별한 규칙이 있는 것은 아니며, 함께 즐기면서 삶에 대한 자신감을 길러 나가는 것을 목적으로 하고 있습니다.

이런 과정을 통해 대화를 나누다 보면 조금씩 마음을 열게 되고 서로 간에 신뢰가 생깁니다. 즐거운 경험을 하면서 자신감이 생기고, 다른 사람에게 인정받고 있음을 깨닫게 되면서 더욱 자신감이 생기게 됩니다.

물론, 놀이이기는 하지만 100% 긍정적 경험만 있는 것은 아닙니다. 때로는 동료로부터 싫은 소리를 듣기도 하고, 오해를 사는 일도 있습니다. 그럴 때는 환자에게 부정적 경험이 되는 일이 없도록 전문 스태프가 나서서 마무리를 합니다.

데이케어 프로그램을 시작하게 된 것은 다른 병원에 근무할 때의 경험이 계기가 되었습니다. 당시는 마음의 병 환자들을 폐쇄 병동에 가둬 관리하던 시대였습니다. 지금 생각하면 놀라운 일입니다.

저는 폐쇄 병동에 갇혀 있는 환자들을 일주일에 한 번 밖으로 데리고 나와 모두 함께 좋아하는 음식을 먹으며 즐거운 시간을 보냈습니다. 병원 측에서는 반대했지만 누구 하나 도망치는 환자는 없었습니다. 뿐만 아니라 집단 치료를 할 때면 전원이 참여해 주었습니다.

그때의 경험을 통해 저는 마음의 병이 있는 사람들은 조금만 생활을 즐겁게 해주거나 다른 사람을 신뢰할 수 있는 경험을 하게 해주면 상태가 호전된다는 것을 알 수 있었습니다. 그래서 개업하고 나서 그런 환경을 만들어 주면 좋겠다는 생각을 한 것입니다.

특히 조현병인 사람은 당장은 사회 복귀가 어려운 만큼 우선은 삶이 즐겁다는 생각을 하게 해주면 좋겠다는 생각을 했습니다.

데이케어 센터를 운영하려면 진찰실 이외의 공간이 필요하고 전문 스태프도 갖춰야 하기 때문에 모든 정신과 클리닉에 데이케어 센터를 설치하는 것은 쉽지 않습니다.

형편상 참가할 수 없는 환자도 많습니다. 그런 환자들에게는 지방자치단체나 사회복지법인, 비영리법인 등에서 운영하는 지원 센터를 소개해주는 것도 좋습니다.

우울증 · 조현병 · 공황장애일 경우의 긍정적 경험 치료

지금부터는 우리 병원에서 하고 있는 긍정적 경험 치료를 소개하겠습니다.

먼저 우울증을 예로 들어 보겠습니다.

우울증의 씨앗은 누군가와 비교하거나 뭔가와 비교할 때 느끼는 열등감 내지는 위축된 마음입니다. 이른바 콤플렉스입니다.

콤플렉스는 크건 적건 누구에게나 있는 것이지만, 우울증을 앓게 되면 '나는 쓸모 없는 인간이다', '나는 할 수 있는 게 아무것도 없다' 하는 식으로 과소평가하게 되어 자신의 존재 의미조차 의심하게 됩니다.

우울증 환자들에게 저는 이런 이야기를 종종 합니다.

"지금은 이렇게 가운을 입고 환자들에게 그럴듯하게 이야기하고 있지만, 나도 예전엔 바보 같은 짓들을 많이 했고 열등감 때문에 위축된 채 살아가던 시절이 있었어요. 지금도 여전히 많은 콤플렉스를 가지고 있지요. 하지만 그런 힘든 시간을 겪으며 살아온 것 자체에 의미가 있고 그 경험들 또한 충분히 가치가 있다고 생각합니다."

환자에게는 이런 저의 이야기가 하나의 긍정적 경험이 될 수 있습니다. 같은 경험을 한 사람이 있다는 사실을 아는 것만으로도 짊어지고 있는 짐이 조금은 가벼워지니까요. 의사와 환자가 이런 식으로 말을 주고받는 것도 긍정적 경험 치료의 일부입니다.

다음은 조현병의 경우를 보겠습니다.

조현병의 근원은 스트레스로 인해 생겨나는 두려움과 피해 의식입니다. 발병하면 자기 이외의 사람을 믿지 못하고 회사나 학교, 심할 경우 가족과도 같이 생활하기 어려워집니다.

조현병 환자의 경우, 증상의 정도에 따라 다르지만 사람을 신뢰하는 경험을 쌓아가는 것이 긍정적 경험 치료가 됩니다. 저희 클리닉에서는 앞서 소개한 데이케어 프로그램을 활용합니다.

물론 갑자기 프로그램에 참여하는 것은 어려운 일입니다. 그래서 처음에는 전문가와 신뢰 관계를 만드는 것에서부터 시작합니다. 그런 다음에 소그룹 데이케어에 참여하고, 다시 전체 프로그램에 참여하는 식으로 단계를 높여 나갑니다.

이렇게 놀이나 대화, 게임 등을 통해 동료와 함께 있는 즐거움을 경험하면서 조금씩 다른 사람을 신뢰하게 되고 집단 속에서 살아갈 수 있는 자신감을 회복하게 됩니다.

다음은 공황장애입니다.

공황장애의 긍정적 경험 치료는 공황 발작으로 인한 트라우마를 일상생활 속에서 해결해 나가는 과정입니다.

전철 안에서 공황 발작을 일으켰다면 전철에 승차해서 트라우마를 해결합니다. 처음에는 한 정거장만 타 보고, 그다음에는 두 정거장, 그다음에는 세 정거장… 이런 식으로 조금씩 승차 거리를 늘려 나가는 것입니다.

공황 발작이 오면 너무나 고통스러워서 '이러다 죽는 게 아닐까' 하는 공포감에 사로잡히게 됩니다. 하지만 공황 발작으로 죽는 일은 없습니다. 죽지 않는다는 것을 알게 되면 숨쉬기가 힘들고 심장이 요동쳐도 참을 수 있게 됩니다.

공황장애 환자 중 어떤 사람은 발작이 일어났지만 참고 1시간 반 동안 영화를 보러 갔다고 합니다. 그날은 참고 전철을 타고 갔다는 것입니다. 아마 힘들었을 수도 있지만, 그분에게는 중요한 성공 경험이었습니다.

공황장애는 성공 경험을 쌓아가면서 트라우마가 해소되고 점차 발작이 일어나는 일이 줄어듭니다.

여기서 소개한 긍정적 경험 치료는 저의 병원에서 실시하는 것 중 아주 일부분입니다. 자세한 설명은 다음 장에서 하겠습니다.

긍정적 경험 치료는 즐거운 경험, 기쁜 경험, 성공적인 경험을 환자 자신뿐만 아니라 주변 사람들의 도움을 받아가며 쌓아 나가는 것입니다. 이때 무엇보다 중요한 것은 자기 중심에 평상심이 있는 상태에서 실시해야 한다는 점입니다. 불안한 상태일 때는 같은 일이라도 긍정적으로 받아들이기 어렵고, 부정적인 기억으로 불안의 탑을 더 높이는 결과를 낳을 수 있습니다. 그렇기 때문에 약물 치료는 필수적이고, 환자에게 평상심의 중요성을 반드시 전달해주는 것이 필요합니다.

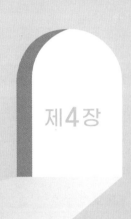

제4장

비슷하지만 다른
우울증과 조울증

우울증은 완벽한 삶을 살아왔기 때문에 걸리는 병

저는 우울증을 앓는 환자들에게 '우울증은 인격자의 병'이라고 말하곤 합니다. 왜냐하면 우울증은 사회에 잘 적응하며 살아온 사람이 어느 순간 부당한 요구에 맞서려고 하다가 그것을 감당하지 못해서 발병하는 경우가 많기 때문입니다.

우울증 환자들은 '자기밖에 모르는 사람', '도저히 답이 없는 사람'이라고 오해받기도 하지만 제 생각은 정반대입니다. 증상이 나타났기 때문에 그렇게 보일 뿐 원래는 남을 위해 헌신적으로 행동하는 사람들입니다.

저는 우울증에 걸리기 쉬운 사람일수록 사회성이 뛰어나고, 환경이나 주변에 잘 적응하려는 경향이 강하다고 생각합니다. 조금 걱정이 많고 조금 소심한 사람일수록 더욱 사회에 적응하려고 노력할 것입니다. 그리고 그런 노력 덕분에 성공을 이뤄낸 사람들입니다. 그래서 좋은 대학을 나오고 좋은 직장에 근무할 수 있었던 것이겠죠.

하지만 직장은 쉽지 않은 곳입니다. 하나의 프로젝트가 끝나면 또 다른 프로젝트가 기다립니다. 회사는 한계에 이를 때까지 요구해 옵니다. 기대에 부응하기 위해 스스로를 몰아붙이지만, 결국 감당할 수 없는 업무를 마주하게 됩니다. 그러다가 결국은 회사의 요구에 부응할 수 없게 됩니다.

그 결과, 성과가 떨어지고 평가도 낮아집니다. 그러면 자신감을 잃고 미래를 비관하게 됩니다. 회사나 주변 사람들의 태도가 달라지고, 그로 인해 사람을 불신하게 되며, 결국 일에서 즐거움을 느낄 수 없게 됩니다.

우울증은 완벽한 삶을 살아왔기 때문에 발병하는 병입니다. 전형적인 형태의 우울증은 대부분 그렇습니다. 우리 병원을 찾았던 A씨의 경우도 그랬습니다.

인터넷 검색으로 저희 클리닉을 알게 된 A씨는 진찰실에서 이렇게 호소했습니다.

"어쩔 도리가 없게 되었습니다. 생각이 정리되지 않고 기력도 없고요. 일이 손에 잡히지 않습니다. 회사 동료와 만나는 게 두려워요."

이야기를 들어보니 A씨에게는 자신감 상실, 후회, 비관, 회사에 대한 강한 분노, 초조감, 정서 불안, 대인 공포, 권태감, 불면, 식욕 부진 등의 증상이 나타났습니다. 심신에 피로가 쌓여서 생긴 증상으로 판단되었습니다. 이런 증상이 한 달 이상 이어지면서 서서히 악화했던 것입니다.

온화하면서도 호감 가는 인상의 42세 회사원인 A씨는 아내와 초등학생 두 자녀를 두고 부모님을 모시고 사는 6인 가족의 가장이었습니다. 성공 지향적인 A씨는 이제 막 과장으로 승진해 일에 전념했습니다.

중간관리자가 되면서 전에는 경험하지 못했던 업무가 늘어나자 한계에 다다랐습니다. 원래부터 소심하고 완벽주의인 데다 온화한 모범생 스타일이었던 그는 힘들고 까다로운 일을 도맡아서 혼자 감당했습니다.

게다가 새 아파트에 입주하면서 받은 대출금 상환 부담과 가족 관계 고민까지 더해져 마음과 두뇌에 피로가 쌓였습니다. 그에게 내려진 진단명은 '전형적 우울증'이었습니다.

전형적 우울증이 발병하면 거의 매일, 하루 종일 우울한 기분이 이어집니다. 또한 모든 일에 흥미를 잃고 의욕도 사라집니다.

사람에 따라서는 사고력이나 결단력, 집중력이 떨어지기도 하고, 사소한 문제에도 자책을 합니다. 몸에 나타나는 증상으로는 식욕이 없어지거나 잠을 못 자기도 하고 축 처지기도 합니다.

이 같은 전형적 우울증과 달리 '신경증성 우울증'이라는 유형이 있습니다.

신경증성 우울증은 전형적 우울증과는 달리 정서가 불안정하고 사회성이 부족한 사람들에게서 많이 발견됩니다. 사회에 나오면서 생긴 것이라기보다는 어린 시절부터 수없이 쌓여온 부정적인 체험으로 인해 불안감이 커진 것으로 파악됩니다.

신경증성 우울증은 흔히 '오랜 기간 지속되는 가벼운 우울 상태'로 여겨지지만, 저는 '마음 속이 부정적인 생각이나 감정으로 가득 찬 상태'로 봅니다. 증상으로는 감각 과민 증상이나 자율신경 증상, 과수면, 과식 등이 특징입니다.

비교와 열등감이
우울증의 씨앗이 된다

전형적 우울증이건 신경증성 우울증이건, 불안감 속에 생기는 병의 씨앗은 열등감과 위축감입니다. 열등감이나 위축감은 다른 사람과 비교해서 자신이 뒤떨어져 있다는 감정에서 생깁니다. 외모, 직업, 학교 성적, 성격, 사회적 지위 등등 사람에 따라 비교 대상은 다양합니다.

현대는 열등감이나 위축감이 싹트기 쉬운 시대입니다. 과거에 비해 풍요롭고 편리해진 시대에 부가 모든 것의 기준이 되어 버렸기 때문입니다. 게다가 비교 대상이 되는 정보가 이 세상에 차고 넘쳐납니다.

인터넷을 검색하다가도 어떤 물건이나 다른 사람의 삶의 방식이 눈에 들어옵니다. 그러니 주변과 비교하면 자기의 존재나 삶이 평범하고 보잘것없는 것으로 느껴집니다. 사람에 따라서는 비참하다는 생각이 들기까지 합니다.

회사건 학교건 어쩌면 집까지도 결과 중심인 사회여서 아무리 열심히 노력해도 결과가 나쁘면 제대로 평가받지 못하는 수가 있습니다. 그 결과, "너는 안 돼", "너보다는 쟤가 훨씬 나아" 같은 말을 들으면 '나는 가치가 없는 인간이야', '나는 쓸모없는 사람이야'라고 생각할 수도 있습니다.

언제나 누군가와 비교하거나 비교당하다 보면 크건 작건 열등감이나 위축감이 생기는 게 당연합니다.

그래도 자기 중심이 평상심일 때가 많다면 흘려버릴 수 있지만 불안한 상태가 계속되면 신경이 쓰이기 시작합니다. 그로 인해 자신감을 자신감을 잃거나, 초조해지거나, 마음이 불안해지고, 점차 마음에 부담이 쌓이게 됩니다. 그리고 그것이 뇌에도 부담을 주게 됩니다.

나은 것처럼 보여도
완전히 회복되지 않을 수 있다

A씨의 치료는 다음과 같았습니다.

우선 A씨에게 우울증의 특징을 설명해주고 지금은 도저히 일할 수 있는 상태가 아니므로 잠시 회사를 쉬면서 마음의 피로를 풀어야 한다고 조언했습니다. 그리고 약물 치료의 효과를 설명하고 항우울제와 수면제를 처방했습니다.

다음으로 A씨의 아내에게는 이렇게 말했습니다.

"지금까지 가족들이 생활할 수 있었던 것은 남편이 열심히 일을 한 덕분이죠. 이제는 가족이 그의 안식처가 되어 주어야 합니다. 가족과 긍정적인 마음으로 서로 소통하는 것이 남편분의 마음의 병을 치료하는 데 도움이 될 것입니다."

아내가 남편의 병을 긍정적으로 이해하고, 가정이 마음을 편히 쉴 장소가 되는 것도 중요합니다. 이렇게 함으로써 A씨에게는 적어도 진찰실과 가정이라는 두 장소에 긍정적인 경험을 쌓을 곳이 마련된 셈입니다.

마지막으로 A씨 부부를 앉혀 두고 두 사람에게 이야기했습니다.

"피로를 푸는 게 가장 먼저 해결해야 할 문제입니다. 우선 집에서 안심하고 지낼 수 있도록 배려해주세요. 피로가 풀리면 생활 적응력이나 일하는 능력은 반드시 회복됩니다.

부정적인 마음을 없애는 것은 약물에 맡기고, 가장 먼저 피로 해소에 신경 쓰세요. 피로가 해소되면 놀이를 통해 우울증을 치유할 수 있습니다. 그러기 위해서 우리 클리닉에서는 데이케어 프로그램을 운영하고 있으니 여기에 참여하는 걸 권해 드립니다."

마음의 병에서 회복되는 과정에서는 어떤 병이건 약물 치료가 필수적입니다.

나타나는 증상에 따라 처방하는 약은 달라지지만, 어떤 병이든 뇌의 상태를 조절하는 것이 가장 먼저 이루어져야 합니다. 뇌의 상태를 바르게 해야만 비로소 정신 의료가 시작될 준비가 갖춰지게 되는 것이니까요.

우울증의 경우도 약물 치료에서부터 시작됩니다. 약물 치료를 하면서 증상이 나타나지 않는 날이 일정 기간 이어진다면 약을 줄여 나갑니다. 환자 중에는 약을 빨리 끊고 싶어 하는 사람들이 많습니다. 그렇지만 조급하게 복용을 중단해서는 안 됩니다.

약을 끊어도 재발하지 않는 사람이 있는가 하면, 5년 후 또는 10년 후에 재발하는 사람도 있습니다. 직장에서 상황이 나빠졌거나 집안에 큰일이 생겼다거나 배우자가 사망했다거나 하는 등의 스트레스가 겹치면 견디지 못하는 사람이 있습니다.

우울증 치료와 재발에 관해서 연구한 보고서가 많이 있습니다. 우울증 치료를 하는 도중에 약물 치료를 중단한 그룹과 계속한 그룹을 비교한 결과, 재발률이 낮았던 것은 약을 계속 복용한 사람들이었습니다.

증상이 거의 나타나지 않게 되면 약을 끊어도 되지 않을까 물어오는 환자들이 있습니다. 그 경우 약을 조금씩 줄여가는 방향으로 이야기를 진행합니다.

하지만 갑자기 약을 줄이거나 중단하면 부작용이 있습니다. 조금만 스트레스를 받아도 쉽게 피로해지거나 부정적인 생각을 하기 쉬운 사람은 약을 줄이거나 중단하면 불안감을 더 많이 느끼는 경향이 있습니다.

우울증에 걸리기 쉬운 사람은 스트레스가 급격히 증가할 때, 머리로는 이해하면서도 스스로 그 감정을 억제하기 어려운 경우가 많습니다. 그럴 때 도움이 되는 것이 부정적인 감정을 억제하기 위해 뇌 상태를 조절하는 약물과 의사입니다. 그런 의미에서 정기적으로 병원에 다니는 것이 중요합니다.

약을 끊는 시기를 판단할 때 오류를 범하기 쉬운 것이 피로감입니다.

우울증 환자들이 느끼는 피로에는 피로가 쌓여서 생기는 '누적된 피로'와 피로해지기 쉬운 상태로 변하는 '체질적 피로'가 있습니다.

누적된 피로는 잠시 휴식을 취하면 없어집니다. 운동을 하고 난 다음 잠시 휴식을 취하면 편해지는 것과 같습니다. 그러나 '치질적 피로'는 간단히 없어지지 않습니다. 우울증이 나타난 사람은 일시적으로 회복된 것 같아도 일을 하면 다시 피로해집니다. 증상이 나타나기 전처럼 힘을 낼 수가 없는 경우가 많습니다. '제질적 피로'가 제거되지 않았기 때문입니다.

그것을 참고 일을 계속하면 병이 재발하고 다시 휴직을 해야 하는 상황이 됩니다.

우울증 증상이 나타났을 때, 마음과 뇌의 피로를 해소하는 데는 상상 이상으로 시간이 걸린다는 것을 기억할 필요가 있습니다.

영화나 스포츠 관람으로
마음의 병을 치유한다

우울증이 나타났을 때는 일을 쉬는 것이 최선책입니다. A씨의 경우처럼 휴직을 권고합니다.

이때 대다수의 환자들은 일을 하지 않고 있다는 것에 대해 열등감 내지 죄책감을 보이기도 합니다. 느긋하게 쉬어야 하는데 복직이나 이직에 대해서만 계속 생각하면 우울증 회복에 방해가 됩니다.

그래서 저희가 권유하는 것이 데이케어 프로그램 참여입니다.

정신과 클리닉에서 시행하는 데이케어 프로그램은 참여자들이 전문 스태프들과 함께 식사를 한다거나, 스포츠나 영화 관람을 한다거나, 노래방에서 노래를 한다거나 하면서 즐겁게 시간을 보냄으로써 긍정적 경험을 계속하는 것을 말합니다.

'식사나 스포츠 같은 것으로 마음의 병을 고친다고?' 이렇게 생각하는 사람도 있을지 모르지만, 전문 스태프들이나 동료들과 함께 즐기는 동안은 일에 대해 잊을 수 있습니다. 거기에서 부정적인 말을 하는 사람은 없습니다. 레크레이션을 통해 즐겁고 긍정적인 기분을 느끼고, 사람들과의 교감을 통해 자신감을 되찾으며, 타인에 대한 두려움도 떨쳐 버릴 수 있게 됩니다. 전문 스태프가 함께 참여하기 때문에 그 순간이 긍정적 경험이 될 수 있도록 지속적으로 돌보고 있습니다. A씨에게도 그 효과가 컸습니다.

데이케어 프로그램에 참여하고 난 후 A씨는 대인 공포증이 사라졌고 그래서 복직에 대한 불안감을 떨쳐 버릴 수 있게 되었습니다. 데이케어에서의 경험을 통해 인생을 즐기는 것의 중요성, 동료를 신뢰하는 것에 대한 필요성, 그리고 휴식을 취하는 방법 등을 배울 수 있었습니다.

A씨가 복직한 지 10년이 지났습니다. A씨는 이따금씩 가벼운 우울 상태가 되기도 하지만 일하면서 회복할 수 있다고 말합니다.

이제는 마음의 병을 앓았던 경험으로 인해 부하 직원이나 동료에 대한 배려심이 깊어졌고 그래서 모든 사람의 신뢰를 얻고 있다고 합니다.

완벽주의적인 성격 때문에 걱정거리가 있으면 좀처럼 거기에서 탈출할 수 없었던 A씨였지만, 부정적이었던 사고방식을 긍정적으로 바꿀 수 있게 되었습니다.

A씨의 지금 좌우명은 '인생은 즐기지 않으면 손해다'라고 합니다. 또한 그는 스마트폰 메모장에 '무리해서 일하지 않는다', '피로 해소를 확실하게 한다', '완벽주의자가 되지 않는다', '상대방의 좋은 점을 본다', '내가 싫으면 상관하지 않거나 멀리하면 된다', '가족을 소중하게 여긴다'와 같은 글들을 저장해 두고 생각날 때마다 확인하고 있다고 합니다. 그 메모는 내가 A씨에게 했던 말입니다.

우울증에 걸렸다고 하더라도 A씨처럼 업무에 복귀하는 사람이 많습니다.

다만, 증상이 완전히 사라지기까지는 시간이 걸리기 때문에, A씨처럼 간혹 가벼운 우울 상태가 되기도 합니다. 업무에 복귀한다는 것은 어떤 의미에서는 스트레스가 있는 사회로 돌아간 것이기 때문입니다.

가벼운 우울이란 기운이 없다거나, 쉬 피로를 느낀다거나, 아침에 일어나기가 힘들거나 하는 등 우울증의 부분적 증상이 나타나는 상태입니다. 주변 사람들로부터 "기운이 없어 보이네."라는 말을 듣는 경우도 있지만 조기에 마음과 몸을 쉬게 하면 회복됩니다.

유명한 심리학자들 중에는 '남을 배려할 수 있게 되었다면 우울증은 2주 안에 낫는다'거나, '우울증은 마음의 감기'라며 금방 낫는 병으로 이야기하기도 하지만, 임상에서는 장기간에 걸쳐 치료하는 것이 기본입니다.

그렇더라도 우울증을 적대시하거나 조급하게 생각하지 말고 차분히 증상에 대처해 나가는 것이 좋습니다.

전문가들 중에는 우울증을 '병마'라든가 '적'으로 규정해 놓고 퇴치할 것을 목표로 삼는 사람도 있습니다. 사람과 우울증을 적대적 구조로 만드는 것인데, 저는 우울증을 적대시하지 않는 것이 중요하다고 봅니다.

애초에 우울증은 인간으로서 제대로 된 삶을 살아오면서 발병하는 것이며 부조리한 인간 사회를 열심히 살아온 결과지 부정해야 할 것은 아닙니다.

우울증은 살아온 흔적입니다.

우리 클리닉에서는 우울증을 겪으면서 살아가는 환자의 모든 것을 통째로 받아들여 주는 것에서부터 치료를 시작합니다. 그것이 환자에게 안도감과 신뢰감을 주기 때문입니다. 그리고, 조급해하지 않고 충분한 시간을 들여 우울증으로부터 회복되는 것을 도와 나갑니다.

조울증을 일으키는 원인은
우월감·자기 과대·욕망

우울증이 완전히 치료되지 않은 상태에서 대표적인 정신 질환 중 하나인 조울증이 나타나게 된 사람이 B씨입니다.

30대의 B씨는 어머니와 같이 우리 클리닉을 찾아왔습니다.

대학 졸업 후 요양보호센터에서 일하던 B씨는 20대 후반, 업무 부담이 커지자 몸의 컨디션이 나빠지면서 무기력증과 우울한 기분 등 우울증 증상이 나타나게 되었습니다. 정신과 클리닉에서 한방약 처방을 받았지만 증상은 개선되지 않았고, 근무하던 회사를 퇴직하게 되었습니다.

조증 증상이 나타난 것은 그로부터 몇 개월 후였습니다. 레스토랑에서 소란을 피우다가 정신 병원에 입원하게 된 것입니다. 우리 클리닉을 방문한 것은 몇 개월 간의 치료를 받고 퇴원한 다음 날이었습니다.

초진 시의 소견으로는 증상이 거의 안정되어 있는 상태였습니다.

B씨의 조증 증상은 과대망상, 환각, 후각 이상입니다. 증상의 전반적인 모습과 발병 과정 등을 듣고 난 후 제가 내린 진단은 조울증이었습니다.

우울증의 씨앗은 열등감과 자기 비하이지만 조증의 근원은 우월감과 자기 과대, 욕망입니다. 자기 과대와 욕망 또한 열등감이나 자기 비하와 마찬가지로, 타인과 자신을 비교하며 현실을 받아들이지 못하는 데서 비롯됩니다.

자기 과대와 욕망은 '내가 뛰어난 사람이었으면 좋겠다'거나 '천재였으면 좋겠다'와 같은 비현실적인 바람에서 비롯됩니다. 이러한 마음이 한계를 넘어서면 '나는 실제로 그런 특별한 능력을 가지고 있다'고 믿게 됩니다. 이것을 정신분석학에서는 '자기 과대화'라고 부릅니다.

그리고 이러한 믿음이 결국 파괴적이거나 공격적인 행동으로 나타나게 됩니다.

앞에서 이야기했듯이 우울증 환자는 자기만 생각하는 사람이라는 오해받을 수가 있습니다.

조증 역시 증상이 나타나면 자기중심적이 됩니다. 원래는 다른 사람을 위해 열심히 노력할 수 있는 사람이라 해도 증상이 나타나면 자기방어에 들어가게 되어 자연스럽게 자기중심적으로 보이게 됩니다.

그리고 조증 상태를 제어하는 힘이 약해지면 회사에서 부하 직원에게 화를 내거나 가정에서도 화를 내는 일이 발생할 수 있습니다. 그 때문에 가정이 붕괴되는 경우도 흔합니다. 가정은 원래 바깥에서의 스트레스를 치유하는 장소입니다. 그 가정이 스트레스 발산 장소가 되어 버리는 것입니다.

마음이 조증 상태가 되면 뇌 역시 대응해서 흥분하기 때문에 오래 계속될수록 뇌에 부담을 주게 됩니다. 그렇게 되면 뇌가 약해지면서 우울증 발병의 한계가 낮아지고 따라서 우울증의 증상이 나타나게 됩니다. 그것이 조울증입니다.

자기 중심이 조와 울 어느 쪽에 있느냐에 따라 조증 증상이 나타나기도 하고 울증 증상이 나타나기도 하는 식으로 변합니다.

  가벼운 조증 단계에서는 대부분의 환자가 집에서 생활하며 회복할 수 있지만 급성기에는 집에서 생활하기 어려운 경우가 많습니다. 그런 경우에는 B씨처럼 입원 치료가 필요하게 됩니다.

평상심이 강해지면
조증과 울증의 기복이 줄어든다

뇌가 약해지면 사소한 스트레스가 있기만 해도 당장 발병의 한계를 넘어 조증이나 울증의 증상이 나타납니다. 따라서 조울증에서 회복되려면 약물의 지속적인 복용이 필수적입니다.

무엇보다 조증과 울증 증상이 반복해서 나타나는 패턴을 줄이려면 긍정적 경험 치료로 평상심을 강화할 필요가 있습니다.

B씨의 경우 역시 약물 치료와 긍정적 경험 치료를 병행했습니다.

조증과 울증 증상의 기복을 줄여서 생활의 파탄을 막는 것을 목표로 약물 치료와 긍정적 경험 치료를 시작했습니다. 증상이 안정된 상태였기 때문에 B씨에게는 처음부터 데이케어 프로그램 참여를 권유했습니다.

B씨에게 데이케어 프로그램을 권한 것은 전문 스태프나 참여자들과 같이 지냄으로써 현실적으로 살아갈 힘을 기르기 위해서입니다.

조울증 환자는 자신을 과시하거나 자신이 틀리지 않았다고 주장하는 경우가 많아서 상대를 받아들일 여유가 없어집니다. 그렇게 되면 집단 사회 속에서 생활하기 어렵습니다.

따라서 놀이를 통해 상대방을 신뢰하고 인정하는 경험을 쌓아가게 됩니다. 그렇게 되면 타인과 마주할 때 자기 중심이 평상심을 유지하게 될 확률이 높아집니다.

조울증이 발병했다고 해서 언제나 자기 중심이 불안정한 것은 아닙니다. 적어도 클리닉에 왔을 때는 '어떻게든 치료하고 싶다'는 강한 의지가 있기 때문에 기본적으로는 환자의 자기 중심이 평상심에 있습니다. 그 빈도를 긍정적 경험을 통해 늘려가는 것입니다.

좋은 인간관계를 형성할 수 있게 되면 재발을 막을 수도 있습니다. 상대방의 존재를 인정할 수 있게 되면 자신도 상대방에게 인정받고 있다는 느낌을 자주 받을 수 있기 때문입니다.

원래 조증이 발병한 것은 자신이 인정받지 못한다고 느끼는 경우가 많았기 때문이기도 합니다. 그래서 자신을 과대평가할 수밖에 없었던 것입니다. 무시당하거나 멸시당하거나 평가받지 못하거나 하면 누구라도 견디기 힘들 것입니다.

B씨는 가벼운 조증과 울증 증상이 나타나기는 했지만 통원 치료와 약물로 한동안 안정된 생활을 유지할 수 있었습니다.

그러나 처음 우리 클리닉을 찾았을 때로부터 5년 정도 지났을 무렵, 업무 부담과 연인과의 관계가 악화된 것이 계기가 되어 가벼운 조증 상태에서 시각과 청각이 비정상적으로 예민해지고 말이 많아지며 불안정해지기 시작했습니다.

그래서 B씨에게 휴직을 해서 업무 스트레스를 줄일 것을 권하고, 데이케어 프로그램에 참여하여 회복할 수 있도록 했습니다. 몇 개월 후 B씨는 업무를 다시 시작해서 지금은 1주일에 2~3일 정도 출근하고 있습니다.

결론적으로 조울증 환자들에게 하고 싶은 말은 "무리하지 말고 현실적으로 살아가는 것이 발병을 예방할 수 있다."는 것입니다.

지나치게 긍정적인 상상이 조증의 원인을 만들고 지나치게 부정적인 상상이 울증의 원인을 만듭니다. 그런 점에서 비현실적인 상상을 하지 않도록 하고, 상상력을 현실의 삶 속에서 활용할 수 있도록 해야 합니다.

다른 사람의 생각을 존중하고 인간관계의 유대를 강화할 수 있으면 마음이 안정됩니다. 사람들과의 유대가 조증 증상과 울증 증상의 악화를 막아줄 수 있기 때문입니다.

조울증으로부터 완전히 회복되려면 시간이 걸립니다.

그럼에도 불구하고 B씨처럼 약을 계속 복용하면서 평상심을 강화하는 치료를 계속하면 병을 갖고서도 사회생활을 지속하는 것은 가능합니다.

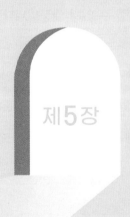

제5장

정신적 균형이 깨진

마음의 병, 조현병

조현병의 가장 큰 원인은
두려움과 피해 의식

두 가지 주요 정신병 중 하나가 조현병입니다.

사람들은 회사에서 성과를 올리지 못하거나 연인에게 버림받거나 친구에게 배신을 당하면 주변이 자기를 적대시한다고 느낍니다. 점차 자신의 존재가 위협받는다는 불안을 느끼게 되고 그런 상황에 빠진 원인을 상상하게 됩니다.

주변 사람들이 모두 자신을 험담하고 있다고 생각하는 등, 비록 그 내용이 사실과 동떨어져 있더라도 그 생각에 강하게 집착하며 위협을 느끼거나 다른 사람을 의심하고, 피해 의식을 가지게 됩니다.

이렇게 불안이 쌓이고 쌓여 '두려움'과 '피해 의식'이라는 마음의 병이 싹트게 됩니다. 그것이 조현병의 시작입니다.

발병의 한계를 넘어서면 병의 씨앗으로부터 두 가지 증상이 나타납니다.

하나는 '양성 증상'입니다.

양성 증상이란, 원래 존재하지 않는 것이 나타나는 것으로 환청이나 환각, 망상, 비정상적 사고 등이 포함됩니다. 조현병 환자에게 많이 보이는 것이 환청인데, 실제로는 들릴 리 없는 소리가 들린다고 호소합니다.

또, 누군가 자기 흉을 보고 있다, 도청당하고 있다, 감시당하고 있다고 확신하는 피해망상을 호소하는 환자도 많습니다.

주변에 있는 사람들이 환자에게 "아무도 없어요", "아무도 안보고 있다고요", "아무 소리도 안 들려요"라고 말해도 들으려고 하지 않습니다. 오히려 그렇게 지적하는 사람을 의심하게 되어 그 사람을 신뢰하지 못하게 되는 경우도 있습니다.

또 하나는 '음성 증상'입니다.

음성 증상이란 모든 것에 무기력하고 무관심해지며, 점점 사회에서 멀어지려고 하는 증상을 말합니다. 증상이 심해지면 누구와도 소통을 하지 않게 됩니다. 또한 최근에는 음성 증상의 하나로 집중력, 사고력, 기억력이 저하되는 인지 장애도 포함된다고 알려져 있습니다.

우리 클리닉을 찾은 C씨는 양성 증상과 음성 증상이 모두 나타난 상태였습니다.

C씨는 40세 독신 여성으로 어머니와 같이 살고 있습니다.

C씨의 어머니가 어린 시절부터 겁이 많던 C씨를 이상하다고 느끼기 시작한 것은 중학교 3학년 때였습니다. C씨는 고등학교를 졸업하자 방에 틀어박혀 버렸습니다.

어머니는 지인에게 소개받은 정신과 클리닉으로 C씨를 데리고 갔습니다.

그곳에서 처음으로 조현병 진단을 받았습니다. 주치의와의 치료 관계는 좋았고 10년 동안 꾸준히 약을 복용했지만 생활면에서 개선되지는 않고 가족 외의 다른 사람들과의 교류가 거의 없었습니다.

그러다가 30세가 되었을 무렵부터 환각 망상이 활발해지기 시작했습니다. 걱정이 된 어머니는 지인의 소개를 받고 우리 클리닉에 C씨를 데리고 왔습니다.

저는 예전 주치의의 진료 의뢰서를 참고해서 초진을 했습니다.

C씨의 표정은 굳어 있고 긴장한 상태였지만 어머니와 함께 이상한 경험에 대해 이야기해주었습니다.

"TV 화면이 특수 카메라여서 TV 화면을 통해 누군가에게 감시당하고 있고 그게 내 마음을 읽고 있어요."

"CD로 음악을 들으려고 하면 누군가가 잡음을 넣어서 방해하기 때문에 들을 수가 없어요."

C씨와 어머니의 이야기를 통해, 저는 머릿속에서 생각하고 있는 것을 다른 사람이 알고 있다고 믿는 '사고 탐지'나 '사고 전파', 자신의 생각이나 행동이 타인에게 통제당하고 있다고 믿는 '피영향 망상', 주변 사람들이 자신을 해치려 한다고 믿는 '피해망상' 등이 있다고 판단했습니다.

그러나 C씨는 오랫동안 히키코모리(은둔형 외톨이) 생활을 해오긴 했지만, 집 안에서는 스스로 정리 정돈이나 청결을 유지하며 복약 관리를 해왔고 자기표현도 풍부했습니다.

저의 진단 역시 지난번 주치의와 마찬가지로 조현병이었습니다.

치료에 있어서 중요한 것은
긍정적인 공통 경험

조현병 치료는 약물 치료를 우선으로 합니다.

뇌의 기질적인 이상, 기능적인 이상을 조절해서 환청이나 환각 같은 양성 증상이 일어나지 않도록 하기 위해서입니다.

예전에는 약물 치료에만 의지하는 정신과 의사들이 많았습니다. 약물 처방을 하고 폐쇄 병동에 가둬 관리하는 방식이었습다. 그에 대한 죄책감도 없었습니다. 저도 한때 그런 병원에 근무한 적이 있었는데 그 같은 치료 방식에 대해 항상 불편함을 느꼈습니다.

약으로 양성 증상을 억제할 수 있는 것은 사실입니다.

그러나 그 후의 정신 치료야말로 조현병 환자가 사회 복귀를 하기 위해서 정말 중요하다고 생각합니다. 왜냐하면 C씨가 그랬던 것처럼 약물로 환청이나 환각 증상이 사라졌다고 해서 다른 사람들과 소통하고 그들과 함께 활동할 수 있게 되는 것은 아니기 때문입니다.

조현병은 사람을 믿지 못하게 되고, 집단 사회에서 위협감을 느끼게 되면서 환청이 들리고 환각이 보이며 누구와도 만나고 싶지 않게 되는 증상들이 나타납니다.

사람을 신뢰하고, 안심하며 집단 생활을 할 수 있도록 하지 않는다면 발병 전의 생활로 돌아갈 수 없습니다. 그러기 위해서 필요한 것은 사람들 속에 들어가서 그들과 함께 긍정적인 공통 경험을 쌓는 것입니다.

그것이 조현병의 긍정적 경험 치료입니다.

C씨의 치료는 약물과 긍정적 경험 치료로 이루어졌습니다.

목표는 C씨의 양성 증상과 음성 증상을 개선하고 인지 기능을 강화하며, 더 나아가 C씨가 자신감과 용기, 사회에 대한 신뢰를 강화함으로써 삶을 풍요롭게 만드는 것이었습니다.

초기 진료 시에는 증상이 심했기 때문에 3가지 약물을 처방했습니다. 그렇게 해서 차츰 약을 줄여 나가다가 결국 한 가지 약물로 바꾸었습니다.

담당의와 일대일 긍정적 경험 치료도 실시했습니다. 저는 매주 1회 C씨로부터 질문이나 보고를 받고 그에 대해 답하는 식으로 10년 동안 긍정적 경험 치료를 계속했습니다.

치료 초반 5년 동안의 상담 내용은 양성 증상에 관한 것이었습니다. 저는 그에 대해 여러 가지 대책을 이야기해주었고 C씨는 그것들을 서서히 몸에 익혀 갔습니다.

저는 C씨에게 다음과 같이 조언했습니다.

"환각과 망상은 정신적 증상일 뿐 사실이 아니라는 것을 스스로에게 상기시켜 주세요. 그리고 환각과 망상이 자주 발생하는 상황을 파악하는 게 중요합니다. 예를 들어 좋아하는 가수의 음악을 들을 때 증상이 심해진다면 당분간은 그런 취미를 쉬어보는 것도 방법입니다.

또한 의식적으로 주의를 다른 곳으로 돌리는 연습을 해보세요. 좋아하는 일을 하거나 청소 같은 다른 활동에 집중해보는 것도 좋습니다. 그래도 안 된다면 장소를 바꿔보는 것도 하나의 방법입니다. 환각과 망상이 떠올라도 지금 자신의 생각을 믿고 적극적으로 부정하세요. 저도 응원하겠습니다."

이렇게 조언한 결과, C씨는 점차 환각과 망상의 영향에서 벗어나 대처할 수 있게 되었습니다. 증상에 시달리는 빈도도 줄어들었고, 일상생활에 미치는 영향도 점점 약해졌습니다.

10년 중 후반부에는 자원봉사 활동이나 취업에 관한 질문과 보고가 많아졌습니다. 그때마다 그에 답해 나갔습니다.

데이케어의 전문 직원이 C씨에게 "당신은 노인들을 좋아하니 복지 시설에서 봉사 활동을 해보는 게 어떨까요."라고 권유했습니다.

그렇게 해서 C씨는 근처 복지 시설에서 봉사 활동을 시작하게 되었습니다.

시설에서는 일이 서툴러서 싫은 소리를 듣기도 하고 때로는 부당한 주의를 받아 시설 직원에 대한 위협감, 피해 의식이 강화되는 일도 있었습니다.

그럴 때면 무엇이 C씨에게 중요한지, 참는 편이 좋을지 스스로 오해를 풀 수 있는 대책을 어떻게 찾아야 할지에 대해 주치의 입장에서 조언했습니다

점차 직장에서 신뢰를 쌓아가던 C씨에게 어느 날 복지센터 소

장이 비상근으로 일해보지 않겠느냐고 제안했습니다. 어르신들에게 인기가 많고 동료들과도 좋은 관계를 형성해 온 C씨의 근무 일수는 조금씩 늘어났습니다.

또한, 데이케어에 다니면서 그리기 시작한 예술 작품들이 점점 많은 사람들에게 인정받고 있습니다.

그림을 활용한 긍정적 경험
그림 치료

C씨의 경우, 긍정적 경험 치료로 그림 치료도 진행했습니다.

그림 치료는 다음 순서로 진행됩니다.

먼저 일반적인 진료를 합니다. 환자들의 증상과 일상생활에서 곤란을 겪고 있는 문제 등의 상담 내용에 답변을 해줍니다. 문제가 있으면 진찰이 끝날 때까지 문제 해결을 위한 조언을 합니다.

이것이 일단락된 시점에서 그때까지 대화를 나눈 것을 그림으로 정리해 나갑니다. 요약한 내용을 시각화함으로써 객관적으로 인식할 수 있도록 하는 것이 목적입니다. 환각과 망상도 도식화하면 더 쉽게 인식할 수 있습니다.

또한 그림으로 그리는 과정에서 주치의와 환자의 무의식 속 기억이 활성화되고 그것이 자연스럽게 의식으로 떠오르면서 긍정적인 생각이 형성됩니다.

구체적인 예로, C씨와 함께한 활동을 소개해보겠습니다.

그날 C씨의 망상은 다음과 같았습니다.

"오늘 아침, 비가 오고 생리까지 겹쳤는데요, 아침에 일어났더니 온 세상 사람들이 모두 적으로 보였어요. 내 신상 정보가 세상에 새어 나가고 있고, 직장 사람들은 내가 회사를 그만두게 하려고 난리라는 생각이 들었어요."

그런데 막상 직장에 도착하니 '아까 그건 대체 뭐였지?' 싶을 정도로 완전히 사라졌다고 합니다.

C씨와의 대화가 한 차례 마무리된 후 나는 A3 용지를 꺼내서 도식화를 시작했습니다

C씨는 내가 그리고 있는 그림에 흥미를 보이며 집중했고, 불안감 속에서 내가 적어가는 증상과 설명에 귀를 기울였습니다. 동시에 C씨는 내가 그린 그림을 수첩에 옮겨 적었습니다. 도중에 저는 자연스럽게 플라네타륨(우주의 별자리를 관찰할 수 있게 설

치된 돔형 천장)의 별들이 피해망상과 연결되어 떠올랐고, 그걸 바로 그림으로 표현했습니다.

먼저, 망상으로 고통받는 순간의 상태를 시각적으로 풀어 나갔습니다.

① A3 크기의 복사 용지에 의식과 무의식을 그렸습니다.

② 저는 C씨에게 이렇게 말하면서 그림을 그려 나갔습니다.

"지금 의식이 불안감으로 가득차 있어요. 평상심은 불안감에 압도되어 무의식 속으로 밀려나 있네요."

그러면서 의식 영역에는 커다란 불안감을, 무의식 영역에는 평상심을 적어 넣었습니다.

③ 이어서, 불안감 안에 망상의 내용을 하나씩 적어갔습니다.

'내 정보가 유출되고 있어'

'주변은 모두 적이야'

'나는 망가질 거야'

이런 생각들을 소리 내어 말하면서 글자로 써넣었습니다.

④ "불안감 속에 자기의 중심이 있어요. 우리는 바깥 세상을 바라보고 있다고 생각하지만 사실은 마음속에서 만들어진 외부 세

계를 보고 있는 거예요."

⑤ "당신의 마음속에 플라네타륨이 있다고 상상해 보세요. 그 안에서 못된 별들이 당신을 노려보고 있다고 떠올려 보세요."

조현병 환자 스스로도 인식하기 어려운 게 피해망상인데 플라네타륨에 빗대어 설명하면 그 구조를 쉽게 이해할 수 있습니다.

이번에는 망상이 전혀 없을 때를 그립니다.

① "지금 의식은 평상심으로 가득해요. 불안감은 무의식으로 밀려나 더 이상 신경 쓰이지 않아요. 우리는 지금 플라네타륨 밖 현실 세계에 있습니다. 거기에는 당신을 괴롭히는 사람은 없어요. 모두가 동료입니다."

이렇게 말하면서 말하면서 그림을 그려 나갑니다.

② 그리고 C씨에게 그림을 보여주면서 이렇게 이야기합니다.

"당신은 상황이 바뀌면 망상이 사라진다는 걸 경험으로 알고 있어요. 데이케어에 참여하거나 일을 시작하면 피해망상이 거짓말처럼 사라지잖아요."

"당신은 긍정적인 상황에서는 평상심 속에 있는 자기 중심에서 스스로의 의지로 긍정적인 대상에 집중할 수 있어요."

"부정적인 상황이 긍정적인 상황으로 바뀌면 자기 중심이 불안감에서 평상심으로 이동할 수 있다는 걸 경험을 통해 익혀 왔어요."

"당신은 스스로의 의지로 플라네타륨 밖의 현실 사회로 나아가는 것이 중요하다는 걸 깨닫고 적극적으로 행동하고 있어요."

"당신은 현실 세계에서 많은 사람들과 교류하며, 그 안에서 자신과 공동체에 대한 긍정적인 경험을 쌓아가고 있어요."

"이제 평상심을 유지하면서도 병을 객관적으로 인식할 수 있게 되었어요."

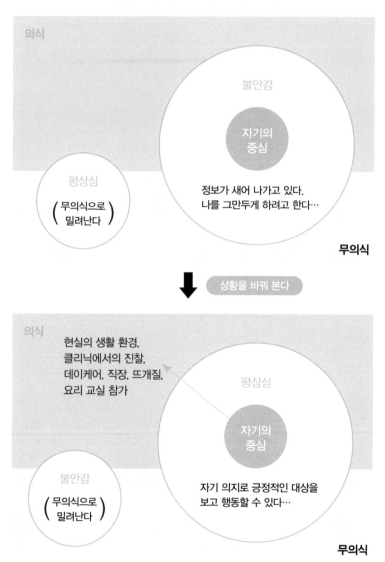

의식

불안감

자기의
중심

평상심

(무의식으로)
밀려난다

정보가 새어 나가고 있다.
나를 그만두게 하려고 한다…

무의식

상황을 바꿔 본다

의식

현실의 생활 환경,
클리닉에서의 진찰,
데이케어, 직장, 뜨개질,
요리 교실 참가

평상심

자기의
중심

불안감

(무의식으로)
밀려난다

자기 의지로 긍정적인 대상을
보고 행동할 수 있다…

무의식

집단에 대한 긍정적 경험을 쌓아 나간다

저와 일대일로 긍정적 경험 치료를 계속해 나가면서 C씨는 긍정적인 공통 경험이 필요하다는 것을 인식하게 되었습니다. 그래서 저는 C씨에게 데이케어 프로그램에 시험적으로 참여해볼 것을 권했습니다.

시험 삼아 데이케어 프로그램에 참여하게 된 C씨는 처음에는 대인 불안으로 바짝 긴장해 있었지만, 남성 스태프가 따뜻하게 말을 걸어주자 한순간에 긴장이 풀렸다고 합니다.

그 후로 다른 참여자들과도 차츰 친해졌고, 얼마 지나지 않아 함께 시험 참여했던 동료들과 정식 데이케어 프로그램에 참여하게 되었습니다.

　데이케어에서 이루어지는 다양한 활동들, 즉 놀이와 합창, 그림 그리기, 협동 작품 만들기. 창작 활동, 스포츠 활동, 야외 활동, 스트레칭 체조, 함께 요리하고 모두 모여서 식사하기, 생일 파티, 축제 준비, 대화 나누기 등은 조현병 환자들에게 아주 효과적인 긍정적 경험 치료가 됩니다.

　조현병 환자는 긍정적 환경 속에서 긍정적 경험을 쌓을 수 있으며, 긍정적 환경이 긍정적 경험을 만들어냅니다. 이를 통해 공동체와 그 안의 사람들에 대한 건강한 공동체적 사회관, 타인에 대한 긍정적인 시각을 키울 수 있습니다.

　조현병은 보통 10대 후반에서 30대 초반에 발병하는 경우가 많은데 일본에는 약 100만 명의 환자가 있는 것으로 알려져 있습니다. (우리나라의 경우 2022년 기준 25만 명에서 50만 명 정도 되는 것으로 추정. 편집자 주)

　하지만 비교적 젊은 나이에 발병했다고 해서 너무 낙담할 필요는 없습니다. C씨처럼 약물 치료와 긍정적 경험 치료를 병행하며 회복하는 환자들이 많이 있습니다.

또 다른 사례로, 20대 초반에 조현병을 진단받은 환자가 있었습니다.

그녀 역시 꾸준히 약물 치료와 긍정적 경험 치료를 병행한 결과 점차 회복되었고 지금은 결혼해서 가정을 이루고 자녀까지 두고 있습니다.

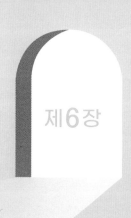

제6장

그 밖의 마음의 병

공황장애·강박 장애·다중 인격 장애

공황 발작 트라우마에서 비롯된 공황장애

6장에서는 두 가지 주요 마음의 병 외에 3가지 정신 질환에 대해 설명해 보겠습니다.

첫 번째는 공황장애입니다.

평소에는 아무 문제가 없었는데 갑자기 심한 두근거림이나 숨이 막히는 것 같은 과호흡, 어지러움, 구역질, 손발이나 입술의 저림 같은 자율신경의 과잉 반응 증상이 마치 폭풍처럼 나타나는 상태를 '공황장애'라고 합니다. 그 외에도 시야가 좁아지거나 바닥이 올라오는 것처럼 느껴지거나, 가슴이 아프다고 느끼는 등의 지각 과민 증상이 동반되는 경우도 있습니다.

이런 공황 발작이 공포 경험(트라우마)으로 이어지면서 생긴 정신적인 문제가 바로 공황장애입니다. 정확히 말해 공황 발작을 두 번 이상 겪으면 공황장애라는 진단이 내려집니다.

공황장애가 발병하면 '다시 발작이 오면 어떡하지'라는 공포를 느껴 발작이 일어나지 않도록 과잉 반응하게 됩니다.

그 첫 번째 반응이 '예기 불안'인데, 이는 다시 발작이 일어날 것 같은 느낌이 들면 불안이 커지는 상태입니다.

그다음 반응은 '광장 공포(외출 공포)'로, 발작이 일어날 것 같은 장소를 피하려는 것입니다. 예를 들어, 전철이나 버스, 비행기처럼 도망갈 곳이 없는 장소, 엘리베이터 같은 폐쇄된 공간, 백화점이나 행사장처럼 사람이 붐비는 장소, 집에 혼자 있는 상황 등을 두려워하게 됩니다.

공황 발작 자체는 매우 고통스럽지만 수십 분 이내에 가라앉고 결코 죽음에 이를 위험은 없습니다. 하지만 대부분의 공황장애 환자들은 그 발작에 극도로 두려워져서 불안감이 커지고 그로 인해 생활에 심각한 어려움이 생기게 됩니다.

우리 클리닉을 방문했던 D씨도 그런 경우였습니다.

D씨는 28세 여성으로 어머니와 단둘인 모녀 가정에서 자랐습

니다. 원래부터 걱정이 많은 성격이어서 어린 시절부터 설사를 자주 했고 땀을 많이 흘렸습니다. 20대가 되어 직장 생활을 시작하면서 복잡한 곳이나 공공장소에 오래 있으면 두통이 생겼습니다.

24세 때 불면증, 두통, 무기력증 때문에 고생하다가 정신과 클리닉을 찾아 우울증 진단을 받고 약물 치료를 받았습니다.

그 이듬해, 심한 동반 증상인 가슴 두근거림과 과호흡, 강렬한 불안과 두려움이 반복적으로 발생하기 시작했고, 그 공황 발작이 트라우마로 남아 두려움의 원인이 되었습니다.

D씨도 다른 많은 공황장애 환자들과 마찬가지로 공황 발작에 두려움을 느껴 점차 생활 장애가 심각해졌습니다.

D씨가 우리 클리닉을 찾은 것은 공황장애 때문에 다니던 정신과에 가기가 힘들어졌기 때문이었습니다.

초기 진료에서 D씨를 살펴본 결과, 자율신경실조증, 경미한 의존증, 우울증, 공황장애의 과정을 거쳐온 것으로 해석했습니다. 그리고 D씨에게 공황장애와 우울증이 동시에 나타나는 정신 질환이라고 알려주었습니다.

공황장애는 어떤 특별한 계기 없이 어느 날 갑자기 발생하기 때문에 일부 전문가들은 '공황 발작은 원인도 없고 예측할 수도 없으니 원인을 고민하지 않는 것이 좋다'고 말합니다. 또 다른 의사들은 '뇌의 병이지 마음의 문제는 아니다.'라고 말하기도 합니다.

그러나 다른 마음의 병과 마찬가지로, 공황 발작은 불안감이 커지는 과정에서 발생하고, 그 트라우마가 다시 불안이 쌓이는 과정을 가속화하여 공황장애로 이어진다고 생각합니다.

또한 자율신경의 과도한 흥분이 자주 발행하면 뇌에 부담을 주고 뇌가 약화되어 증상이 나타나기 더 쉬워집니다. 다른 정신 질환들과 다른 점은 자율신경의 흥분 상태 자체가 증상으로 나타난다는 점입니다.

이렇게 발병의 한계를 넘는 불안의 축적과 뇌의 약화는 당연히 다른 마음의 병이 발병하게 될 위험을 높여줍니다. 실제로 공황장애를 앓고 있는 사람의 절반 정도는 우울증을 함께 겪고 있다고 합니다.

또한, D씨처럼 우울증이 먼저 나타난 환자도 있습니다. 마음의 병의 씨앗은 누구에게나 있을 수 있고, 공황장애는 그중 하나가 증상으로 나타난 것일 수 있습니다.

트라우마 제거를 위한
단계적 긍정 경험법

공황장애 치료 역시 약물 치료와 긍정적 경험 치료 두 가지를 병행해서 진행하게 됩니다.

먼저 약물 치료로 뇌의 상태를 바로잡고 자율신경의 과잉 흥분을 억제합니다.

사실 약이 가장 잘 듣는 마음의 병이 바로 공황장애입니다. 약을 먹으면 공황 발작은 잘 일어나지 않습니다. 그래서 다 나은 것 같은 생각이 드는 사람도 있지만, 약으로 트라우마가 완전히 사라지는 것은 아닙니다.

약의 도움을 받으면서 긍정적 경험 치료를 통해 조금씩 트라우마를 없애가는 것입니다. 트라우마가 사라지지 않으면 일상생활에서의 갖가지 스트레스로 인해 불안감이 커지며, 그로 인해 다시 공황 발작을 일으킬 위험성이 높아지기 때문입니다.

공황장애가 발병하기 쉬운 유형으로는 걱정이 많은 사람, 마음이 약한 사람(본인은 부정하는 경우가 많지만), 그리고 완벽주의자나 집착이 강한 사람입니다. 그런 체질인 사람은 불안한 감정에 민감하므로 사소한 것이 스트레스가 됩니다.

공황장애 환자를 살펴봐도 그런 유형이 많습니다. 우울증이 동반되는 환자가 많은 것은 불안감이 커지기 쉬운 체질과도 관련이 크기 때문일 것입니다.

긍정적 경험 치료를 시행할 때 저는 환자에게 처음에 다음 3가지를 강조합니다.

① 공황 발작으로 죽는 일은 절대로 없다는 것

② 공황 발작은 짧은 시간에 일어나며 폭풍우는 반드시 지나가 버린다는 것

③ 치료로 반드시 개선된다는 것

공황 발작으로 죽음의 공포를 느낀 환자로서는 당장은 믿어지지 않을 수도 있습니다. 초기 진료 단계에서는 그래도 괜찮습니다. 그렇지만 이 사실을 조금이라도 믿어준다면 약물 치료의 효과와 함께 상승 효과가 일어나 긍정적 경험 치료를 진행시키기가 좀 더 수월합니다.

공황장애에서의 긍정적 경험 치료는 단계적인 긍정적 성공 경험법입니다. 이런 경험을 쌓아가면서 예기 불안이나 광장 공포가 줄어들고 결국은 트라우마가 사라지게 됩니다.

D씨의 경우도 다음과 같은 긍정적 성공 경험을 쌓으면서 공황장애를 극복할 수 있었습니다.

D씨의 경우 초기 진료 시 치료 목표는 공황 발작으로 인한 트라우마를 없애고 공황장애로 인해 생긴 생활 장애를 개선하는 것이었습니다. 이를 위해 공황 발작 트라우마에 따른 생활 장애를 단계적으로 극복해 나가기로 했는데, 그것이 그대로 성공 체험이 되어 D씨에게 긍정적 경험이 되었습니다.

먼저, 약물 치료로 뇌의 상태를 안정시켰습니다. 그에 따라 공황 발작이 덜 일어난다는 것을 D씨가 스스로 느끼게 된 후 치료 시작 시점의 단계를 10으로 설정하고 단계적으로 극복할 목표를 함께 세웠습니다. 구체적인 목표는 다음과 같습니다.

불안 10단계 : 클리닉에서 진찰받을 때 진찰실이나 대합실에서 의자
에 앉지를 못한다.

불안 9단계 : 클리닉에서 진찰받을 때 진찰실에서 의자에 앉는다.

불안 8단계 : 클리닉에서 진찰받을 때 대합실 의자에 앉는다.

불안 7단계 : 역까지 걸어서 갔다가 걸어서 돌아온다.

불안 6단계 : 전철을 타고 다음번 역까지 갔다가 돌아올 때는 걸어서
돌아온다.

불안 5단계 : 전철로 다음번 역까지 갔다가 돌아올 때도 전철로 돌아
온다.

불안 4단계 : 전철로 3번째 역까지 갔다가 전철로 돌아온다.

불안 3단계 : 전철로 종점까지 갔다가 전철로 돌아온다.

불안 2단계 : 전철을 계속 타고 갈 수 있다.

불안 1단계 : 트라우마에 따른 생활 장애가 없다.

D씨는 초진 때 진찰실이나 대합실의 의자에 앉지도 못했었는
데 1년 후에는 6단계까지 이르게 되었습니다. 2년 후에는 2단계
까지 달성되었습니다. 그때까지는 친구들의 도움을 받았지만 혼
자서 전철을 타고 여러 구간을 왕복할 수 있게 되었습니다.

그리고 3년 후에는 혼자서 버스와 전철로 멀리까지 갈 수 있게 되었습니다. 3년이 걸리긴 했지만 1단계까지 모두 달성한 것입니다. 1단계에 이를 무렵 D씨는 공황장애를 거의 극복했습니다.

지금은 사람이 많은 혼잡한 장소나 공공장소에도 갈 수 있게 되었고, 그로부터 4년 후부터는 데이케어 프로그램에 참여해 집단 내에서 과도한 긴장을 극복하고 우울증 예방 능력을 강화하는 훈련을 진행하고 있습니다. 우울증은 초기 진료 시에 이미 회복되었지만, 재발을 방지하기 위한 훈련입니다.

약을 먹어서 불안감을 줄이면 단계적으로 설정한 목표에 도전하기 쉬워집니다. 목표가 달성되면 공황 발작에 대한 불안도 줄어듭니다. 그러면 약의 양도 줄일 수 있습니다.

하지 못했던 일을 할 수 있게 되고, 복용하는 약이 줄어들며, 점점 더 많은 것을 할 수 있게 됩니다. 트라우마를 해소해가는 각 과정이 모두 긍정적인 경험이 되어 자신감으로 이어집니다. 트라우마 해소가 목적이지만, 자연스럽게 평상심을 키울 수 있는 것이 긍정적 경험 치료의 특징입니다.

앞에서도 이야기했지만, 공황장애를 겪는 사람들 중 많은 이들

이 우울증의 위험을 함께 안고 있습니다. 성공적인 경험을 쌓아
나가면 그만큼 우울증 발병을 예방하는 데 도움이 됩니다.

행동을 의식적으로 제약하는
강박 장애

두 번째는 '강박 장애'입니다.

강박 장애는 '다른 사람에게 피해를 주고 있는 게 아닐까'라는 가해 공포에서 오는 불안과 '내 존재가 위협당하는 것은 아닐까'라는 피해 공포에서 오는 불안으로 인해 점점 불안감이 커지면서 나타나는 마음의 병입니다.

가해에 대한 두려움이나 피해에 대한 두려움을 없애기 위해, 자신의 행동을 확실히 해가 없는 것으로 만들려고 하는 것이 강박 장애의 증상입니다.

같은 행동을 반복하거나 같은 생각을 계속하지 않으면 안심할 수 없고, 일상생활을 원활하게 할 수 없게 됩니다.

예를 들어, 보통이면 한 번만 하면 되는 것을 100번씩 반복한다거나 1초 만에 끝날 일을 5분씩 걸려서 한다거나, 일상생활 속에 어떤 의식을 만들거나 합니다. 강박 장애를 겪는 사람은 자기 행동에 자신이 없기 때문에 확실하게 할 수 있는 방법을 자기 나름으로 연구합니다.

그리고 그것을 하지 않으면 안심하지 못합니다. 스스로도 이상한 짓을 하고 있다고 깨닫지만 좀처럼 멈추지 못하는 것입니다. 그래서 점점 살아가기 어려워집니다. 저희 클리닉을 찾은 E씨 역시 그런 상황이었습니다.

홀어머니 밑에서 자랐던 30대 E씨는 남을 배려할 줄 알고 부드러운 성격을 가지고 있습니다.

발병의 계기는 어머니의 난치병이었습니다. E씨는 인터넷 검색을 통해 자기가 강박 장애임을 자각하고 나서 저희 클리닉을 혼자 찾아왔습니다.

E씨는 욕조에 들어가 있을 때 100까지 순서대로 세는 습관이

있었습니다. 어머니의 병을 알게 되고 나서 소원을 비는 마음으로 반드시 100까지 세게 되었던 것입니다. 그러는 동안에, 숫자 순서를 잘못 세기라도 하면 어머니 몸에 큰일이 생기는 게 아닐까 하는 공포가 밀려 왔습니다.

그 때문에 100까지 세는 동안 혹시 한 개라도 건너뛰지는 않았을까 하는 불안감이 생겨 처음부터 다시 몇 번씩 세게 되었습니다.

가해의 두려움에서 비롯된 이런 의식은 그 후 점점 더 심각해져 갔습니다.

목욕탕 욕조에서의 의식은 아주 복잡하고 시간이 걸리는 것으로 변해갔습니다. 몸을 씻는 순서나 횟수를 정하게 되었고, 100까지 세는 의식도 나중에는 숨을 멈추고 얼굴을 물속에 절반쯤 담근 후 세야만 하는 아주 까다로운 것으로 발전했습니다.

이런 의식은 목욕에 그치지 않았습니다.

전철을 탈 때 왼쪽에서 탔다면 내릴 때도 왼쪽이어야 한다.

전봇대와 도로 사이를 통과해야 한다.

걸을 때는 좌측 통행을 해야만 한다

외출할 때와 완전히 똑같은 경로로 귀가해야 한다.

생활이 의식으로 얽매이게 되면 삶이 힘들어지는 것은 어쩔 수 없습니다. 어떻게든 이를 멈추고 싶다는 생각으로 E씨는 상담을 받기 위해 우리 클리닉을 찾았습니다.

의식을 해체시키는 긍정적 경험 치료
'대체법'과 '간소화 의식법'

강박 장애 치료의 목표는 자기 행동에 자신감을 가질 수 있게 만드는 것입니다.

좀 더 구체적으로 말하면, 생활에서 여유가 사라지고 의식화가 진행되는 것을 멈추게 함으로써 자유롭고 유연한 사고와 행동을 할 수 있도록 만드는 것입니다.

E씨처럼 의식화가 가속되는 이유는 자기 행동에 자신감이 전혀 없기 때문입니다. 그래서 생활 속에서 점점 더 많은 의식을 만들어내게 됩니다.

의식이 늘어나면 늘어날수록 생활에는 여유가 없어지고 삶이 점점 힘들어지게 됩니다.

구체적인 치료로는 먼저 환경 치료와 약물 치료를 진행하고, 그 후 긍정적 경험 치료가 이어집니다.

발병의 한계를 넘어서게 된 원인 중 하나는 가해 공포나 피해 공포로 인한 불안 때문에 불안감이 커졌기 때문이기도 하지만, 그 외에도 사회 생활에서의 스트레스가 많은 영향을 미쳤을 것입니다.

먼저, 가해 공포나 피해 공포 외의 스트레스가 있지는 않은지 살펴보기로 했습니다. 만약 스트레스가 있다면 환경을 조정할 수 없는지 고려합니다. 물론 실제 생활을 모두 바꿀 수는 없으므로 가능한 범위에서의 조정을 시도하는 것입니다.

다음은 약물 치료입니다.

약으로 뇌의 상태를 조절해 불안이나 공포와 같은 감정을 약화시킴으로써 불안감을 줄입니다. 평상심으로 사고할 수 있는 상태를 만들지 않으면 의식을 해체하는 긍정적 경험 치료를 시작할 수 없기 때문입니다.

약물 치료는 어디까지나 긍정적 경험 치료를 위한 준비 과정으로 생각해야 합니다. 약물로 불안이나 공포 같은 감정을 줄일 수는 있지만 의식을 만든 원인인 가해 공포나 피해 공포는 사라지지 않기 때문입니다.

우리 클리닉에서 강박 장애 환자들에게 실시하고 있는 긍정적 경험 치료는 '대체법'과 '간소화 의식법'입니다.

자기 중심이 불안감에 있을 때 만들어진 의식을 평상심일 때 생각한 의식으로 전환하는 방법입니다. 불건전한 습관을 건전한 습관으로 바꾸는 과정입니다.

모든 것을 단기간에 바꾸는 게 아니라 조금씩 바꾸어 나갑니다. 그렇게 하면 삶을 힘들게 만들었던 의식을 바꾸더라도 가해 공포나 피해 공포와는 전혀 관련이 없다는 것을 인식할 수 있게 됩니다.

그 경험이 자신감으로 이어져 자유롭고 유연한 사고와 행동을 할 수 있게 됩니다.

E씨도 대체법에 의해 의식과 가해 공포는 관련이 없음을 인식할 수 있게 되었습니다.

약물 치료로 심한 불안이나 두려움을 줄이는 데 성공한 E씨에게 먼저 욕조 의식부터 바꿀 것을 제안했습니다.

무리하지 않은 수준에서 간소화시킨 의식을 떠올리고, 그 의식을 수행한 후에는 절대 되돌아보지 않고 다음 행동으로 넘어가는 방법입니다. 이것을 간소화 의식법이라고 부릅니다.

E씨와 저는 욕조에 들어가서 100까지 세던 것을 70까지로 줄이기로 했습니다. 몇 번씩 시뮬레이션한 다음 그때까지 해 왔던 의식과 바꾸었습니다.

결과는 성공이었습니다. 70으로 줄여도 아무 일도 일어나지 않는다는 것을 알았기 때문입니다.

다음에는 50으로 줄이기로 정했습니다. 같은 방식으로 씻는 방법도 간소화했습니다.

숨을 멈추고 얼굴의 절반까지 물속에 담그는 것을, 물에서 얼굴을 들고 숨을 쉬면서 세는 것으로 바꾸었습니다. 이 방법을 대체법이라고 부릅니다.

목욕 의식에서 성공한 우리는 그 밖의 다른 의식들의 전환에도 도전했습니다. 예를 들어, 클리닉에 진찰받으러 올 때 오가는 경로가 같았지만 귀가할 때는 멀리 돌아가는 길을 택하기로 했습니다. 이것 역시 대체법입니다. 이것도 성공했습니다.

이처럼 삶을 힘들게 만들었던 의식을 대체해 나감으로써 E씨는 의식과 가해 공포는 전혀 관계없음을 깨달아 갔습니다.

의식에 얽매어 있던 E씨는 의식으로부터 해방되어 일상생활이 편해졌다고 기뻐했습니다.

의식을 강제로 멈추게 하는
'노출 반응 방해법'

강박 장애의 치료로 전 세계적으로 널리 시행되고 있는 방법은 '노출 반응 방해법'입니다.

환자가 의식을 수행하는 상황에 노출시키고, 그 의식을 멈추게 하는 것을 반응 방해라고 부릅니다. 다시 말해, 노출 반응 방해법은 그 반응을 인위적으로 방해하는 치료법입니다.

예를 들어 앞에서 말한 100까지 세는 의식이라면 수를 헤아리기 시작할 때 도중에 강제적으로 멈추게 하는 것입니다. 입원해서 치료할 경우라면 치료자나 간호사가, 집에서 행하는 경우라면 가족이 멈추게 합니다.

제지당하는 것으로 인해 엄청나게 불안이 높아지지만 그것을 참다 보면 서서히 불안이 억제됩니다. 처음에는 제3자가 강제로 멈추게 하지만 차츰 환자 스스로 그 불안을 억제할 수 있게 되는 치료법입니다.

우리가 노출 반응 방해법을 실시하지 않는 것은 자기 중심이 불안감에 있을 때 노출 반응을 수행하게 되기 때문입니다.

불안감 속에서 이 치료법을 실시하면 실패할 경우 깊은 트라우마를 남길 가능성이 있습니다.

이 치료법으로 완치되는 사람이 분명 있을 것입니다. 그러나 낫지 않는 경우 트라우마가 남을지도 모릅니다. 70% 정도는 낫는다고 하지만 30%가 트라우마로 인해 악화된다면 썩 바람직한 방법은 아니라고 생각합니다.

그보다는 자기 중심에 평상심이 있을 때 행하는 것, 즉 긍정적인 감정에서 행하는 대체법이나 간소화 의식법이 어떤 의미에서는 더 행복한 치료라고 할 수 있습니다. 그것은 그렇게 어려운 방법이 아닙니다.

도로 좌측을 걷는 의식이 있다고 한다면 우측을 걸어 본다거나, 언제나 똑같은 순서로 길을 걷는 것이 의식이 있다면 우회해서 가본다거나 반대로 돌아보는 것입니다. 스스로 시뮬레이션을 해보고 성공할 수 있을 만한 것부터 실행하는 것입니다. 강제하지 않고 환자가 동의할 경우에만 진행합니다. 그렇게 성공 경험을 쌓아갑니다.

노출 반응 방해법에 비해 시간은 걸릴지 모르지만 대체법이나 간소화 의식법이 위험성은 없습니다.

다중 인격 장애의 소양은
누구에게나 있다

세 번째는 해리성 동일성 장애, 흔히 말하는 다중 인격 장애입니다.

우리는 보통 하나의 인격을 가지며 그 인격이 자기 자신이라는 감각, 즉 자기 동일성을 가지고 있습니다. 그러나 해리성 장애 증상이 나타나면 자기의 의식, 사고, 감정, 행동 등의 통합성을 잃고 복수의 인격이 나타나게 됩니다.

해리성 동일성 장애란 서로 다른 장면이나 상황에 대응해 두 가지 이상의 인격이 나타나는 것을 말합니다. 게다가 각각의 인격은 다른 인격일 때 했던 말과 행동을 전혀 기억하지 못합니다.

어떤 일이 마음속에서 일어나고 있는가 한번 살펴보겠습니다.

예를 들어 XYZ라는 3가지 인격이 나타나는 증상이 있다고 합시다.

마음속에는 항상 3개의 인격을 만드는 성분이 있지만 자기가 결합하는 것은 그중 하나뿐입니다. 다른 성분과 결합하면 불안정해지기 때문입니다. X라는 마음 성분과 결합하면 X의 인격을 가진 사람, Y라는 마음 성분과 결합하면 Y의 인격을 가진 사람, Z와 결합하면 Z의 인격을 가진 사람이 되는 것입니다.

사실 이렇게 인격을 만드는 여러 성분은 누구에게나 있습니다.

회사에 있을 때, 가족과 있을 때, 친구와 있을 때, 연인과 있을 때 등등 여러 상황에 따라 화를 잘 내는 사람이기도 하고, 근엄한 사람이 되기도 하며, 무뚝뚝한 사람이기도 하고, 상냥한 사람이 되기도 합니다. 그때그때 조금씩 다른 자기가 있음을 압니다. 그것은 상황에 맞춰 자신을 만들기 때문입니다.

회사에서는 성실하고 진지한 사람이 술집에 가면 망나니가 된다든지 집에 돌아가면 무서운 아버지가 된다든지, 가까운 사람이 장소에 따라 딴 사람처럼 변하는 장면을 마주해본 경험은 누구에게나 있을 것입니다.

하지만 다른 사람이 되었다는 것을 스스로 알고 있습니다. 왜냐하면 자기는 하나의 성분만이 아니라 다른 인격을 만드는 성분과도 결합되어 있기 때문입니다.

그러나 해리성 동일성 장애인 사람은 다른 성분과 결합되면 불안정해지기 때문에 불만을 터뜨리고 싶을 때는 나쁜 사람 성분과만, 부드러워지고 싶을 때는 좋은 사람 성분과만 결합합니다. 그렇게 하지 않으면 불만을 터뜨리는 것도 부드럽게 대하는 것도 불가능하기 때문입니다.

우리 클리닉에 상담을 하러 온 F씨는 3개의 인격 때문에 괴로워하고 있었습니다.

현재 30세인 F씨가 우리 클리닉을 찾은 것은 21세 때였습니다.

F씨가 손목을 긋고 있는 것을 목격한 어머니가 종합병원에 상담을 했고 그 병원에서 저희 클리닉을 소개해 부모님이 F씨를 데리고 우리 병원에 왔습니다.

어머니와 함께 진찰실에 들어온 F씨에게 뭐가 힘드냐고 물으니 다음과 같은 이야기를 해주었습니다.

"등뼈가 틀어져 있어요. 다른 영혼이 제 몸에 있습니다. 당황하면 기분 나쁜 뭔가가 나타나 나 자신도 멈출 수가 없습니다. 그 존재에 지배당합니다. 그게 사람인지 뭔지도 잘 모르겠어요. 나중에 생각해보면 정체를 알 수 없는 섬뜩한 존재입니다. 여러 인격이 있어요. 저보다 강하고 의지할 수 있는 사람이어서, 어려운 일이 있을 때 그 사람이 나타납니다."

F씨에게 증상이 나타나게 경위를 살펴보면 다음과 같습니다.
고등학교 3학년 때부터 F씨는 자기가 투명 인간이 되어 다른 사람들 눈에 보이지 않는 것처럼 느꼈습니다. 고등학교 졸업 후 1년간 일했습니다. 그 무렵 그는 다양한 상황에서 사람들에게 자신을 맞추려는 습관이 생기기 시작했습니다.
직장에서의 언행이나 태도, 친구들 관계에서의 언행이나 태도, 그리고 가족을 대할 때의 언행이나 태도가 완전히 달랐습니다. 상대에 맞추어 자신의 언행이나 태도를 카멜레온처럼 바꾸고 있었던 것입니다.
그러다가 점차 악화되어 다중 인격처럼 변한 것입니다.

스무 살이 되었을 때 부모님의 파산과 F씨 본인의 실직이 겹쳐

생활에 대한 불안이 심해졌습니다. 그렇지만 F씨는 약 1년 동안 일을 하지 않고 외출만 했습니다. 가족들에게는 일하러 나간다고 거짓말을 하고 하루 종일 바깥을 돌아다녔습니다.

F씨는 그 무렵의 자기를 전쟁터에서 돌아온 병사처럼 지친 인격이었다고 표현했습니다. 등 근육 통증과 설사 같은 신체 증상은 '등뼈가 어긋났다'는 환각 망상으로 발전했습니다.

그 무렵부터 악한 인격도 나타났습니다. 지친 인격은 악한 인격이 나쁜 짓을 하지 못하도록, 만약 무슨 일이 생기면 자신의 육체를 죽여서 그놈을 처치하자는 생각으로 언제나 커터칼을 가지고 다녔습니다.

지친 인격은 악한 인격이 영원히 살아남는다면 베란다에서 떨어져 자신을 처치하는 수밖에 없다고 생각했다고도 합니다.

F씨 내면에는 여러 인격을 정리할 수 있는 리더 격의 이성적인 인격도 있었습니다. F씨가 말하기를, 모두 힘을 합쳐서 악한 인격을 물리치는 수밖에 없다고 서로 상의했다는 것이었습니다.

초진 시의 진단은 해리성 동일성 장애와 함께 나타나는 조현병이었습니다.

먼저, 조현병 진단에 근거해 약물 치료를 하고, 해리성 동일성 장애 진단에 근거해 긍정적 경험 치료를 하기로 했습니다.

그 후 치료 경과에 따라 F씨의 주 진단명은 해리성 동일성 장애가 되었고 조현병은 사라졌습니다.

평상심을 단련하면
모든 인격을 받아들일 수 있게 된다

해리성 동일성 장애의 치료는 약물 치료로 뇌의 상태를 안정화시키고, 긍정적 경험 치료로 평상심을 강화하는 방식으로 진행됩니다. 해리성 동일성 장애는 조현병이나 조울증 등 다른 마음의 병을 동반하는 경우가 많기 때문에, 마음의 병의 전통적인 치료 방법이 적용됩니다.

뇌의 구조적 이상이 발생하고 불안감이 커져 평상심을 약화시키고 있기 때문에 증상이 나타나는 것입니다.

저는 치료 목표를 인격을 만드는 여러 가지 성분을 평상심으로 흡수해 제어 가능하도록 만드는 것이라고 설정하고 있습니다. 보통의 사람들이 다중 인격자가 되지 않는 것은 자기 안에 평상심이 있어서 하나의 성분하고만 결합되는 일이 없기 때문입니다.

긍정적 경험 치료에서 맨 처음 하는 일은 나타난 인격을 모두 받아들이는 것입니다. 마음의 병으로부터 회복되려면 자기를 있는 그대로 긍정해야 한다고 했는데, 해리성 동일성 장애의 경우 역시 이것이 아주 중요합니다.

그리고 치료하는 입장인 정신과 의사 역시 환자를 있는 그대로 받아들이고 긍정해 줘야 합니다. 진찰실에 있을 때는 환자의 중심이 평상심인 상태가 많아집니다. 그 기회를 놓쳐서는 안 됩니다.

물론 증상이 심할 때는 진찰실에서도 평상심이 주도적이지 않기도 합니다. 그럴 경우, 치료를 시작하기가 어렵기 때문에 회복까지 오래 걸리게 됩니다.

하지만 환자가 평상심을 회복하고 다양한 인격을 하나로 통합할 수 있게 되면 점차 안정된 인격으로 나아가게 됩니다. 3개의 인격으로 고통받던 F씨 역시 마찬가지였습니다.

치료에 앞서 F씨와 그 부모님에게 "정신 증상은 신경안정제를 복용하면 반드시 좋아집니다."라고 이야기해주었습니다. 그리고

F씨에게는 반드시 약을 복용할 것과 절대로 자살을 시도하지 않겠다는 것을 약속받았습니다. 부모님에게는 당분간 F씨가 약을 잘 복용하는지 확인해주고 F씨와 함께 병원에 오도록 부탁드렸습니다.

그때 F씨가 나를 신뢰한다는 마음이 전해졌기 때문에, 다시 말해 F씨가 평상심으로 생각할 수 있었기 때문에 입원 치료가 아니라 통원 치료가 가능하다고 판단했습니다.

F씨의 치료는 약물 치료와 통원을 통한 정신 치료, 그리고 데이케어 프로그램을 통한 긍정적 경험 치료로 진행되었습니다.

통원 치료를 계속해 나가는 과정에서 F씨의 성격과 사고의 특징이 조금씩 나타났습니다. F씨는 매우 성실하고 다소 소심하며 스트레스를 받기 쉬운 성격이었습니다. 또한 주변 사람들에게 영향을 쉽게 받았으며, 주변 사람들에게 자기를 맞추려는 경향이 있었습니다.

그의 불안을 크게 만든 이유는 자신의 생각, 감정, 욕망을 조절하는 능력이 부족했기 때문으로 예상되었습니다.

세 번째 진찰 때 F씨는 각각의 인격으로 여기저기 흩어졌던 기억이 조금씩 돌아왔습니다. F씨는 이렇게 호소했습니다.

"나에게로 돌아가려고 하면 어지럽고 멍해집니다. 내 안에 진짜 나와 도저히 어떻게 할 수 없는 내가 있어요."

저는 아직 뇌 상태가 회복되지 않았다고 판단해, 뇌의 이상을 정상으로 돌려놓는 새로운 약을 처방하기로 했습니다.

F씨는 저와의 정신 치료에 적극적이어서 제가 쓴 책을 열심히 읽고는 나를 만날 때마다 그에 대한 질문을 계속했습니다. 데이케어 프로그램에도 참여해서 집단에 대한 긍정적 경험을 쌓아 나갔습니다.

치료를 시작한 지 약 10년이 흘렀습니다. F씨의 마음에 겨우 밝은 빛이 비쳐든 것 같습니다. 지금은 "살아 있어 좋다"라는 말을 할 수 있게 되었습니다.

평상심이 강화되면 비록 심각한 병을 앓고 있더라도 그것을 받아들이며 인생을 긍정할 수 있는 마음이 풍부해집니다. 그렇게 해서 마음의 병은 차츰 낫게 되는 것입니다.

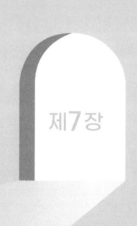

제7장

마음의 병을 계기로
삶이 풍요로워진다

마음의 병은
새로운 삶의 방식을 익힐 전환점

마음의 병으로부터 회복된다는 것은 과거의 자기 모습으로 돌아가는 것을 목표로 하는 회복이 아닙니다. 새로운 인생의 시작입니다.

환자들은 '마음의 병을 고쳐 원래 생활로 돌아가고 싶다'고들 말합니다. 치료에 임하는 사람들도 "예전 생활로 돌아갈 수 있도록 함께 노력합시다"라고 말하곤 합니다. 그리고 80% 정도 회복되면 "잘됐네요" 하면서 환자와 함께 기뻐합니다.

하지만 저는 마음의 병에서 회복되는 것은 발병하기 전보다 더 나아지는 것이라고 생각합니다. 왜냐하면 예전 상태로 돌아간다는 것은 또 다시 마음의 병이 발병할 가능성이 있다는 뜻이기 때문입니다.

마음의 병에서 회복된다는 것은 발병하기 전보다 불안한 마음과 더 잘 어울릴 수 있게 되는 것입니다. 다양한 스트레스로 불안의 탑이 높이 쌓여도 마음의 병이 발병하지 않고 인생을 즐겁게 보낼 수 있다는 것입니다.

그것이 진정한 의미에서 마음의 병으로부터의 회복입니다.

저는 환자들에게 "마음의 병은 새로운 삶의 방식을 익힐 전환점이 될 것입니다."라고 말하곤 합니다. 환자들이 마음의 병으로 고통받은 경험이나 회복 과정에서의 많은 긍정적 경험이 앞으로의 인생에 틀림없이 도움이 될 것이기 때문입니다.

이를 위해 필요한 것이 6장까지 설명한 약물치료와 정신과 외래 치료의 이상적인 형태를 구현한 '긍정적 경험 치료'입니다.

환자가 사로잡혀 있는 것은 바로 증상입니다. 그 증상을 억제하는 방법 중 하나가 약물입니다. 특히 마음의 병의 경우 약물은 매우 중요한 위치를 차지합니다. 마음의 병이라고 해서 뇌에 대한 접근을 소홀히 해서는 안 됩니다. 그러나 약물만으로는 마음의 병에서 완전히 회복될 수는 없습니다.

또 하나의 방법이 긍정적 경험 치료입니다.

평상심을 강화시킬 수 있어야 비로소 증상이 나타나기 전보다 불안한 마음을 더 잘 제어할 수 있기 때문입니다.

그 첫걸음이 정신과 의사와의 상담입니다.

마음의 병을
스스로 판단해서는 안 된다

최근 심리상담소나 정신과 클리닉의 문턱이 낮아졌습니다. 병원을 찾는 사람들도 늘었습니다.

옛날에는 우울증 진단을 받으면 화를 내는 환자들도 있었지만, 지금은 오히려 "우울증 진단서를 써 주세요"라고 환자 쪽에서 먼저 요구하는 시대가 되었습니다.

무엇보다 진료를 시작할 때 정신과 의사가 환자에게 '좋은 의사를 만났다'는 마음을 갖게 하는 것이 중요합니다.

의사는 환자에게 타인입니다. 의사라는 타인이 가장 중요한 타인이 된다는 것. 이것이 긍정적 경험 치료에 아주 중요합니다.

약물치료 후 환자의 증상이 금세 줄어드는 것은 약의 효과뿐 아니라 환자가 신뢰할 수 있는 사람을 만났다거나 의지가 될 만한 사람을 만났다고 실감할 수 있기 때문입니다.

환자가 의사를 믿고 기대하는 것부터가 평상심이 강화되는 시작점이라고 할 수 있습니다.

마음의 병이 의심되어도 정신과 상담을 꺼리는 사람도 있습니다. 실제로 잠을 못 잔다거나, 식욕이 없다거나, 현기증이 난다거나, 두통이 있다거나 하면 이처럼 몸에 나타나는 증상이 신경 쓰여 내과나 이비인후과 검진을 받곤 합니다.

그때 처방받은 약으로 증상이 개선되기는 하지만 다시 똑같은 증상이 나타나곤 한다면 마음의 병을 의심해 봐야 합니다.

수면제는 즉각적인 효과가 나타나는 약이므로 잠을 제대로 못 자는 날이 이어지면 사람들은 수면제를 처방받으려고 합니다. 하지만 잘못하면 병을 악화시킬 수 있습니다. 악화하면 회복까지 시간이 걸립니다.

처음부터 정신과 의사와 상담하는 것이 이상적이긴 하지만 다른 과 검진을 받는 게 잘못된 것도 아닙니다. 왜냐하면 선입견을 배제하고 진단할 수 있기 때문입니다. 공황장애라고 생각했지만 심장 문제일 수도 있고 수면 시 무호흡 증후군일 수도 있기 때문입니다.

마음의 병 외의 질환이 아니라는 것을 알게 되면 정신과 의사는 안심하고 마음의 병으로서 치료를 할 수 있게 됩니다. 물론 거꾸로일 경우도 있습니다. 마음의 병이라고 생각해서 정신과 검진을 받았는데 갑상선이나 심장, 뇌 질환 의심이 가는 경우도 있습니다.

마음의 병과 몸의 병이 병존하는 경우도 있으므로 신중하게 살펴야만 합니다.

어느 경우든 몸이나 마음에 이상을 느꼈다면 스스로 판단하지 말고 내과든 이비인후과든 정신과든 반드시 의사와 상담할 것을 권합니다. 국민건강보험 제도가 있는 한국이나 일본은 비교적 의사와 상담하기 쉬운 환경입니다. 마음의 병도 다른 질병과 마찬가지로 조기 발견과 조기 치료가 회복 가능성을 높인다는 것은 두말할 필요도 없습니다.

가족이 마음의 병에 걸렸다면
어떻게 해야 할까

가족 중 누군가가 마음의 병에 걸렸을 때 그를 어떻게 대해야 좋을지가 걱정거리일 것입니다.

접근 방식은 가족 간의 관계성, 고민의 원인, 증상의 정도, 병에 대한 인식 유무에 따라 달라집니다. 하지만 공통적으로 중요한 게 있습니다.

만약 가족 중 누군가가 요즘 상당히 이상한 모습을 보인다고 생각되면 정신과 검진을 신중하게 권해주는 것이 좋습니다. 정신과 전문의와 상담하면 분명히 괴로움을 줄일 수 있다는 것을 솔직하게 말해주어야 합니다.

먼저 가족은 마음이 병든 사람의 편이 되어 곁에 다가가는 것이 중요합니다.

다음으로 가족은 마음의 병을 앓고 있는 사람에게 "네가 고통받고 있다는 것을 알고 있다", "가족으로서 걱정하고 있다", "도움이 되고 싶다"는 마음을 전하는 것이 중요합니다.

대부분의 환자들은 뭔가 원인이 있어서 고통스러운 것입니다. 이웃으로부터의 위협에 대해 겁을 먹고 있거나, 학교에서 괴롭힘을 당해 힘들어하고 있거나, 일 때문에 직장에서 질책을 받고 있기도 합니다. 연인과 헤어져 괴로워하는 경우도 있습니다. 가족은 무엇 때문에 고통받고 있는지 이해하려고 하는 게 중요합니다.

그러므로 "고민거리를 말해주지 않을래?", "도와줄 수 있는 게 없을까?"라고 말을 걸어봐야 합니다. 하지만 시시콜콜 캐묻는 것은 좋지 않습니다.

가족이 할 수 있는 범위에서 환자의 증상을 이해하도록 노력합니다. 가족에게는 말할 수 없지만 신뢰할 수 있는 만한 사람이라면 다른 사람에게 이야기할 수도 있으니, 이런 경우에는 가족 이외의 누군가에게 도움을 요청해도 좋습니다.

여기에 유의할 점들이 있습니다.

- 가족의 따뜻한 마음과 환자의 아픈 마음이 서로 통하면 상황은 좋은 방향으로 나아갑니다.
- 소중한 가족이라는 점을 알려줍니다. 함께하는 동반자임을 알려줍니다. 마음의 병을 앓고 있을 사람에게 언제나 그의 편에 서 있겠다는 의지를 말로 표현합니다. 그를 지키고 끝까지 곁에서 지지해줍니다.
- 마음의 병 환자의 말과 행동을 무조건 부정하지 말고 가볍게 보아서도안 됩니다.
- 방치하지 않는 것이 중요합니다. 발병하고 5년, 10년이 지난 후에야 상담을 하러 오는 가족들이 많습니다. 정신과 진료는 빠르면 빠를수록 회복도 빠르다는 사실을 잊지 마시기 바랍니다.
- 가족들은 환자가 정신과 진료를 받을 수 있도록 반복해서 설득해 나가야 합니다.

다만, 증상이 심할 경우 환자 스스로 자신의 병을 인식하지 못하기 때문에 가족이 갑작스럽게 정신과 진료를 권하면 이를 거부할 수도 있습니다.

이런 경우 가족은 환자의 말이나 행동을 무작정 부정하지 말고, 무엇을 두려워하고 있는지 세심하게 들어주는 것이 중요합니다. 가족은 환자의 고통을 받아들이고 공감해주어야 합니다. 평상심을 가진 가족이 평상심을 잃어 지친 환자와 소통하는 것이 매우 중요합니다. 긍정적인 마음이 전해지면 환자의 인식에도 변화가 생기기 마련입니다.

가족의 긍정적인 마음이 강할수록 환자의 마음속에 남아 있는 긍정적인 부분과 공명해서 환자 역시 '병원에 한번 가볼까?' 하는 생각을 하게 될 수 있습니다. 그렇게 되면 마음의 병 상태를 객관적으로 바라볼 수 있게 되고, 정신과 의사의 도움을 통해 고통에서 벗어나고 싶다는 마음이 생기게 됩니다.

다만, 가족 간의 신뢰 관계가 약하면 검진으로 이어지지 않는 경우가 많습니다. 병원에 가기를 싫어한다면 보건소나 상담소를 찾아보는 것도 좋습니다. 분명히 담당자가 도움을 줄 것입니다.

저는 진료를 거부하는 환자가 인근에 거주할 경우 왕진을 가기도 합니다. 평상심을 가진 의사가 평상심을 잃은 환자와 소통하면 환자에게도 긍정적인 마음이 싹틀 수 있습니다. 그 결과 다음 날 정신과 진료를 받으러 가는 일이 생기기도 합니다.

혹시라도 자살 우려가 있거나 타인에게 눈에 띄게 공격적인 행동을 한다면 집에서 돌보기가 어려울 수 있습니다. 이런 경우라면 필요에 따라 일시적으로 입원 치료할 것을 권합니다. 이때 가족과 주치의는 가능한 한 환자에게 입원 치료가 필요함을 이해시키려고 노력해야 합니다.

긴급성이 있을 때는 각 지방 정신과 구급 의료 시스템을 이용합니다. 그러면 정신과 응급 정보 센터나 경찰의 협조를 얻어 강제 입원이 됩니다. 이 경우에도 되도록 환자에게 입원의 필요성을 이해시키는 것이 입원의 트라우마를 줄이고 증상을 회복시키는 데 도움이 됩니다.

이런 증상이 나타나면
정신과 의사와 상담한다

그렇다면 어떤 증상이 나타날 때 정신과 의사와 상담해야 할까요? 기준이 되는 것은 다음의 5가지입니다. 2주 이상 전부터 다음과 같은 증상이 있을 경우는 주의가 필요합니다.

① 말이 많아진다거나 비관을 한다거나, 다른 사람과의 접촉을 고통스러워하는 등 마음에 뭔가 변화가 생겼다.

② 안절부절못한다거나, 술을 많이 마신다거나, 과도한 쇼핑을 한다거나, 집에 틀어박히려 하는 등 행동에 뭔가 변화가 생겼다.

③ 잠을 잘 못 잔다거나, 배 속이 불편하다거나, 몸이 축 처진다거나, 두통이 그치질 않고 수면 장애나 식욕 장애가 있다.

④ 강한 불안감에 떠는 경우가 있기도 하고 비정상적으로 고집을 부리기도 하는 등 정서가 몹시 불안정하다.
· 극심한 불안감에 떨거나, 지나치게 강한 태도를 보이거나, 감정 상태가 극도로 불안정하다.
⑤ 회사나 학교에 못 가게 되거나 일이 전혀 손에 잡히지 않는 등 일상생활, 가정생활, 사회생활에 지장을 초래하고 있다.

환자 자신이 아니라 가까이에 있는 가족이나 지인이 눈치챌 수 있는 증상은 다음의 6가지입니다. 이것은 환자가 보내는 신호라고 볼 수 있습니다.

① 화를 잘 낸다. 안절부절못한다.
② 우울해서 학교나 회사에 가고 싶어 하지 않는다.
③ 가족과도 대화를 하지 않고 방에 틀어박혀 있다.
④ 가족에게 시비를 건다. 가족에게 불평이 많아진다.
⑤ 말이 많아지거나, 소란을 피우는 등 이상 행동이 두드러진다.
⑥ 술을 많이 마시거나 이상한 물건을 사거나 하는 등 뭔가에 의존한다.

우울증인지 아닌지를 판별하는 것도 간단하지는 않습니다. 왜냐하면, 환자에게 나타나는 증상이 우울증 진단 기준에 있는 증상의 일부일 경우도 많기 때문입니다.

그러므로 환자나 가족이 이 중 한두 가지라도 마음의 병 증상을 눈치챘다거나 이상하다는 생각이 들었다면 정신과 진료를 받아보기를 권합니다. 그러기 위해서라도 마음의 병 증상과 특징을 알아 두는 게 무척 중요합니다. 특히 환자 가족은 꼭 알고 있어야 합니다.

환자가 보내는 신호를 마음의 병 증상으로 받아들일 수 있다면 치료에도 긍정적일 수 있습니다. 정확한 수치는 나와 있지 않지만 가족과 함께 진찰을 받는 사람도 많이 있습니다.

예전에는 "자녀분은 조현병이므로 치료가 필요합니다."라고 말하면 화를 내면서 진료실을 나가 버리는 부모도 있었습니다. 정신 질환에 대해 편견을 갖고 있던 시절에는 집안에 정신 질환자가 있다는 것을 숨기며 정신과 병원에 맡겨 둔 채 모른 척하는 부모도 있었습니다.

그러나 지금은 마음의 병을 전문으로 하는 클리닉이 어디에나 있는 시대입니다.

뭔가 의심스러운 점이 있다면 의사와 상담하십시오. 가족이 환자를 정신과 클리닉으로 데려갈 수만 있다면 일단은 성공이라고 생각하시면 됩니다.

만약 환자가 진료를 거부한다면 먼저 가족만이라도 상담하러 가는 것이 좋습니다.

가장 중요한 것은 당신의 고민을 자기 일처럼 생각하고 상담해 줄 수 있는 의사를 찾는 것입니다.

다만, 2장에서도 이야기한 것과 같이 일부 의사나 정신 치료사 중에는 자기네가 믿는 치료법이 절대적으로 옳다는 전제하에 환자의 상황이나 환자가 지내온 삶의 방식을 고려하지 않고 매뉴얼대로만 진료를 하는 경우도 있습니다.

또한 간단한 문진과 약 처방 후 경과 관찰만 하는 의사도 있습니다. 만약 의사와 대화를 해보았는데 그 의사가 자신의 고민에 진지하게 귀 기울이지 않고 공감하지 않는다고 느낀다면 다른 의사에게 상담을 받아보는 것도 고려해 볼 수 있습니다.

환자의 마음에 긍정적인 사고를 심어줄 수 있는 의사를 만나는 것이 마음의 병을 치유하는 가장 빠른 길입니다. 그렇다고 지나치게 걱정할 필요는 없습니다. 일본의 정신과 의사 대부분은 환자와 진심으로 마주하고 있습니다.

세상에는 마음의 병 치료를 전문으로 하는 사람들이 많이 있습니다. 고치는 방법도 다양합니다.

하지만 가장 중요한 것은 환자에게 얼마나 깊이 공감하며 함께할 수 있는 치료자인가 하는 점입니다. 그런 정신과 의사라면 분명 환자를 마음의 병으로부터 구해낼 수 있을 것입니다.

환자 가족의 마음이
병들지 않으려면

가족이 병에 대해 이해하고 있는 것이 좋은 이유는 가족 역시 마음의 병을 앓게 될 수 있기 때문입니다.

흔히 마음의 병 환자는 가족이 함께 진찰을 받는 경우가 많습니다. 그것은 환자 자신이 아니라 가족의 요구 때문이기도 합니다. 그만큼 가족들도 한계에 와 있다는 의미입니다. 환자 혼자 왔을 때 저는 가족을 불렀으면 좋겠다고 요청하기도 합니다.

마음의 병 씨앗은 누구에게나 있습니다. 불안감이 점점 쌓이다가 마침내 발병의 한계치를 넘으면 누구에게나 마음의 병 증상이 나타납니다.

마음의 병 증상이 나타나면 환자 자신뿐 아니라 환자를 지지하던 가족 역시 고통스럽습니다. '환자를 위해 가족은 어떻게 해야 하는가'를 이야기하는 전문가들도 있습니다. 물론 환자를 돕는 것도 중요하지만 가족 역시 기분전환을 하며 자신의 삶을 즐기지 않으면 마음의 병을 앓게 될 수 있습니다.

가족도 함께 진료받을 것을 권하는 이유는, 정신과 의사가 가족에게도 필요한 지원과 조언을 제공하는 것이 매우 중요하다고 생각하기 때문입니다.

제가 가족에게 해주는 조언 중 하나는 '누구보다도 가족은 환자가 반드시 좋아질 것이라고 믿어야 한다'는 것입니다.

증상이 나타난 환자도 고통스럽지만 그것을 보고 있는 가족 역시 괴롭습니다. 그러나 반드시 상황은 호전됩니다. 가족의 믿음은 환자에게 '낫고 싶다'는 의지를 더욱 강하게 만드는 힘이 됩니다.

또 하나는 환자에게 최고의 지원자가 되어야 한다는 것입니다.

그러기 위해서 '환자를 온전히 있는 그대로' 긍정해주는 것이 필요합니다.

환자가 폭언을 할 때도 있고 망상을 늘어놓는 경우도 있습니다. 그것을 쉽게 무시해버리지 말고 제대로 들어주는 자세를 보이기만 해도 좋습니다. 열심히 살아가고 있는 것을 격려하고 칭찬해주는 것입니다.

환자가 응원받고 있다는 사실을 인식하게 하는 게 중요합니다. 환자가 그것을 인식하기만 해도 평상심이 강화되는 긍정적 경험이 됩니다.

처음부터 가족이라는 개념이 있었던 건 아니라고 생각합니다. 인간 사회가 커다란 공동체로 발전하는 과정에서 사람들이 안심하고 살아갈 수 있는 공간으로서 가족을 필요로 하게 되었다고 봅니다.

가족과 함께 생활하다 보면 위로가 되기도 하고 피곤할 때 기분전환을 하기도 쉬워집니다. 직장 일로 고민에 빠졌을 때 가족들과 대화를 나누다 보면 잊을 수 있기도 합니다. 가족이란 그런 것입니다.

물론 지금 이 시대에는 혼자 사는 사람도 많습니다. 지방에서 올라와 혼자 사는 사람도 있고, 결혼하지 않는 사람도 늘어나고 있습니다. 그런 사람들에게는 가족을 대신할 친구조차 없습니다.

정신과 의사는 그런 사람들에게 좋은 상담자이기를 원합니다.

'살아 있다'는 것이 가장 중요하다

환자와 그 가족들에게 가장 하고 싶은 말은 '사람은 살아 있다는 것 자체가 가장 중요하다'는 것입니다.

사람의 첫 번째 본능은 생존 본능입니다.

살아가는 것이 너무나 편해져서 살아 있는 것에서 고마움을 느끼는 일이 드물어졌습니다. 그러나 우리는 살아내는 것만으로도 승자입니다.

마음의 병 전문가들은 꿈과 희망, 목표를 갖고 그것을 실현하는 게 중요하다고 말합니다.

분명 꿈과 희망을 갖는 것은 중요합니다. 하지만 이 세상에는 그것을 갖지 못하는 사람도 있습니다. 마음의 병을 품고 있는 사람들은 모두 꿈과 희망에 좌절한 사람들입니다. 그저 살아내는 것만으로도 버겁습니다. 그런 사람들에게 '꿈과 희망을 가집시다' 라고는 도저히 말할 수 없습니다.

그보다는 살아 있다는 것에 절대적 가치가 있음을 말해주고 싶습니다.

환자들의 삶을 지켜보면 상황이 정말로 심각하다는 것을 느낍니다.

마음의 병을 앓게 되면서 상황은 더더욱 악화하곤 합니다. 체력이 떨어져서 쉽게 피로를 느끼거나, 병으로 인한 트라우마에 시달리는 경우도 많습니다. 휴직을 계기로 직장에서 불리한 대우를 받게 되는 일도 있을 것입니다. 어떤 사람들은 '사는 의미를 모르겠다'며 '죽고 싶다'는 생각을 하기도 합니다.

그렇기 때문에 더욱더 저는 '살아 있다는 것 자체가 이미 성공입니다'라고 말해주고 싶습니다. 살아가는 그 자체로 의미가 있다는 것을 믿어 주셨으면 합니다. 이것은 제가 제안하는 긍정적 경험 치료에서도 가장 중요하게 여기는 부분입니다.

그리고 환자분들은 평상심을 유지하면서 조금씩 살아갈 힘을 키워나가기를 바랍니다.

마음의 병은 쉽게 사라지지 않고 끈질기게 따라다닙니다. 하지만 병을 안고서도 스스로 만족할 수 있는 삶, 더 나은 삶을 만들어나가는 것은 누구에게나 가능하며 누구나 도전할 수 있습니다. 그 도전 자체가 충분히 의미 있고 가치 있는 일입니다.

좀 덜 피로하지 않은 생활, 무리하지 않는 일, 적절하게 쉬어갈 수 있는 삶의 방식으로 바꿔 나가는 것. 이것이 바로 환자들이 그동안의 경험을 바탕으로 스스로 만들어가는 새로운 삶의 방식입니다. 평상심이 강해질수록 불안감도 점점 줄어듭니다.

그렇게 살아가다 보면 자연스럽게 행복이 곁에 머물고, 삶의 의미와 보람도 느낄 수 있게 됩니다.

비록 무거운 병을 안고 있다 하더라도, 이전보다 더 질 높은 삶을 만들어갈 수 있다는 것을 꼭 믿어 주셨으면 합니다.

마치는 글

살아 있다는 것 자체가 이미 성공입니다.

그러니 계속 살아가세요. 성공을 이어가는 것은 정말 중요
합니다.

살아가다 보면 자연스럽게 기쁨이 찾아옵니다.

삶의 보람도 느낄 수 있게 됩니다.

행복은 뒤따라 옵니다. 그것을 믿어 주셨으면 좋겠습니다.

마음의 병은 정말 힘들고 괴로운 것입니다. 그럼에도 불구하
고 그 아픔을 안고 끝까지 살아가는 것 자체가 인간적으로 매
우 의미 있는 일이라는 것을 알아주셨으면 합니다.

저는 이런 것들을 환자들에게 전하기 위해 날마다 임상 현장에 서 있습니다.

그리고 어떻게 하면 잘 전할 수 있을 것인지, 시행착오를 되풀이하고 있습니다.

이 책에서 마음의 병을 설명하면서 '평상심', '불안감', '불안의 탑', '마음의 병 씨앗' 등의 표현을 사용했는데, 그 아이디어는 실제 환자와 대화하는 가운데 발견했습니다.

이 세상에는 여러 가지 정신 치료법이 있습니다.

전문적으로 마음의 병을 고치는 분들도 많습니다.

저는 그 모든 것을 부정하는 게 아니라 각각 좋은 점이 있으니 그 부분은 정신 의료에 활용해야 한다고 생각합니다. 그것이 마음의 병으로 고통받는 환자들을 구하는 길로 이어지리라 믿기 때문입니다.

어떤 치료법이건 모든 환자를 다 구할 수는 없으므로 그런
사실을 인정하고 환자를 대해야 할 것입니다.

무엇보다 정신 치료에서 가장 중요한 것은 의사를 신뢰하는
마음, 치료를 담당하는 의사의 의지, 선한 마음이 서로 맞닿
는 것입니다.
　환자는 신뢰하고 싶어서 치료를 받습니다.
　그에 응해야 하는 것이 정신과 의사입니다.
　그러기 위해서는 '환자를 꼭 낫게 하고 싶다'는 강한 의지를
보여 주어야 합니다. 환자 입장에 선다면 그리 어려운 일은 아
닐 것입니다.

마음의 병은 환자 스스로 주체가 되어 치유해 나가는 것입니다. 정신과 의사는 그 과정을 옆에서 돕는 역할을 합니다. 그래서 저는 무엇보다 환자의 고통에 공감하고 환자의 편에 서고 싶습니다. 앞으로도 그런 정신과 의사로 남고 싶습니다.

이 책이 마음의 병으로 고통받는 환자, 그리고 가족분들에게 하나의 도움이 된다면 그 이상의 기쁨은 없을 것입니다.

히로오카 기요노부

마음의 병에 걸린 사람과
그 가족이 맨 처음 읽는 책

지은이 | 히로오카 기요노부
옮긴이 | 이송희

편집 | 이희진 김은진
디자인 | 한송이
마케팅 | 황기철 이진목 임민지

인쇄 | 금강인쇄

초판 인쇄 | 2025년 2월 20일
초판 발행 | 2025년 3월 4일

펴낸이 | 이진희
펴낸곳 | (주)리스컴

주소 | 서울시 강남구 테헤란로87길 22, 7층(삼성동, 한국도심공항)
전화번호 | 대표번호 02-540-5192
　　　　　　 편집부 02-544-5194
FAX | 0504-479-4222
등록번호 | 제2-3348

ISBN 979-11-5616-788-4 03510
책값은 뒤표지에 있습니다.